國家圖書館提供

（清）黃元御 撰

（清）張 琦 校刊

宛鄰書屋本

四聖心源

（影印珍藏版）

北京科學技術出版社

圖書在版編目（CIP）數據

宛鄰書屋本　四聖心源：影印珍藏版 /（清）黃元御撰;（清）張琦校刊 . — 北京：北京科學技術出版社，2021.9

ISBN 978-7-5714-1645-4

Ⅰ . ①宛… Ⅱ . ①黃… ②張… Ⅲ . ①中醫典籍－中國－清代 Ⅳ . ① R2-52

中國版本圖書館 CIP 數據核字（2021）第 123715 號

策劃編輯：劉　立
責任編輯：劉　立
責任印製：李　茗
封面設計：源畫設計
出 版 人：曾慶宇
出版發行：北京科學技術出版社
社　　址：北京西直門南大街 16 號
郵政編碼：100035
電　　話：0086-10-66135495（總編室）
0086-10-66113227（發行部）
網　　址：www.bkydw.cn
印　　刷：北京捷迅佳彩印刷有限公司
開　　本：880 mm × 1230 mm　1/32
字　　數：80 千字
印　　張：9.875
版　　次：2021 年 9 月第 1 版
印　　次：2021 年 9 月第 1 次印刷
ISBN 978-7-5714-1645-4

定　　價：98.00 元

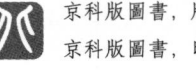

出版説明

黄元御，名玉路，字元御，一字坤載，號研農，別號玉楸子，山東昌邑人，生於1705年，卒於1758年，為清代著名醫學家。因其醫術精湛，乾隆皇帝曾御賜『妙悟岐黄』匾額。黄元御出生于書香門第，『常欲奮志青雲，以功名高天下』，不料三十歲時，因用功過度，突患眼疾，被庸醫誤治致左目失明，以致斷送仕途。哀痛之餘，黄元御發奮立志『生不為名相濟世，亦當為名醫濟人』，從此走上了棄儒從醫的道路。

黄元御一生著作醫籍頗豐，存世的有十一種：《素問懸解》《靈樞懸解》《難經懸解》《傷寒懸解》《金匱懸解》《傷寒説意》《四聖心源》《四聖懸樞》《素靈微藴》《長沙藥解》《玉楸藥解》，其中《四聖心源》為黄氏醫書之會極。

《四聖心源》撰始於乾隆十四年（1749年），殺青於乾隆十八年（1753年），歷時四年多的時間。該書發黄帝、岐伯、越人、仲景四聖典籍之微旨，文辭圓融，『土樞四象、左升右降、一氣周流』醫理闡釋透徹，强調『醫家之藥，首在中氣』，在業内産生了極其深遠的影響。

世傳《四聖心源》版本較多，其中宛鄰書屋本是業内公認的最早流通的、最為精善的版本，為清代陽湖張琦校刊，曾被誤傳已經失傳。張琦年少好學，博覽方籍，尤重黄氏醫書，欲求其全書二十年而不得，終在道光九年（1829年）得此書，讀後『益歎其學之至精。長沙而後，一火薪傳，非自尊也』。張琦認為《四聖心源》為黄氏『諸書之會極』，乃校而刊之于道光十二年（1832年）。

目前市場上流通的版本多而雜亂，底本或據宛鄰書屋本校刻，或距《四聖心源》成書年代久遠，除此之外，多為傳抄，底本不明。四年前，本書責任編輯于中國國家圖書館幸得宛鄰書屋本，共兩册（宛鄰書屋叢書第十五册、第十六册）十卷。每面高二十五點三釐米，廣十六點一釐米，十一行，行二十三字，天頭五點七釐米，地腳一點八釐米；半框長十七點八釐米，寬十四點二釐米；版心文字上魚尾上面為『四聖心源』『四聖心源後序』，上魚尾下面為『序』『目錄』『卷……』及頁碼，版心下端為『宛鄰書屋』；版式為四周單邊，花口，單黑魚尾。宛鄰書屋本具有較高的學術和文獻價值，今由中國國家圖書館原件掃描後，交由北京科學技術出版社獨家影印出版。本書的出版，對中醫學術界有正本清源、古為今用的重要意義。

北京科學技術出版社

辛丑年巳月

六聖心宗十卷

道光十二年十月刻

四聖心源自敘

醫有黃帝岐伯越人仲景四聖之書爭光日月人亡代革薪火無傳玉楸子惘後世作者不達其意既解傷寒金匱乃於己巳二月作四聖心源解内外百病原始要終以繼先聖之業創闢大畧遇事輟筆庚午四月北遊帝城十一月終南赴

清江辛未二月隨

駕武林四月還署研思舊草十得其九厥功未竟八月十五開舟北上再客京華壬申十月作天人之解續成全書癸酉二月解長沙藥性五月删定傷寒七月筆削金匱八月修温疫痘疹成於九月十七維時霖雨初晴商飈徐發落木飄零黃葉滿階玉楸子處蕭涼之虛館坐寂寞之閒牀起他鄉之

遥恨生故國之綿思悲哉淸秋之氣也黯然遠客之心矣爰取心源故本加之潤色嗟乎往者虞卿違趙而著春秋屈原去楚而作離騷古人論述往往失地遠客成於羈愁鬱悶之中及乎書竣業就乃心獨喜然後知當時之失意皆爲後此之得意無窮也向使虞卿終相趙國屈原永宦楚邦則離騷不作春秋莫著迄於今其人已朽其書不傳兩人之得意不如其失意也當世安樂之人其得天者誠厚然隙駟不留尺波電謝生存而處華屋零落而歸山圵身與夕露同晞名與朝華並滅荆棘狐兎之中樵牧歌吟之下其爲安樂者焉在竊以爲天之厚安樂之人不如其厚羈愁之士丈夫得失之際非俗人之所知也顧自已巳以至壬申歷年多矣元草未

就是天既長與以窮愁之境而不類假以蕭閒之日帝眷之

隆何可恃也艮時非多勗之而已癸酉九月甲戌昌邑黃元

御

[illegible]

四聖心源目錄

昌邑黃元御坤載著

天人解卷第一

勞傷解卷第四

雜病解卷第五

咳嗽
肺癰
肺痿

雜病解卷第六

腹痛
腰痛
奔豚
瘕疝
積聚
蚘蟲
便堅

閉結

崩漏

先期後期

結瘀紫黑

經行腹痛

熱入血室

帶下

骨蒸

胎妊

結胎

墮胎

四聖心源卷一

昌邑黄元御坤載著

昔在黄帝諮於岐伯作内經以究天人之奥其言曰善言天者必有驗於人然則善言人者必有驗於天矣天人一也未識天道焉知人理慨自越人仲景而後秘典弗著至教無傳歎帝宰之沓茫悵民義之幽深徒託大象不測其原空撫渺躬莫解其要人有無妄之疾醫乏不死之方羣稱乳虎衆號蒼鷹哀彼下泉之人念我同門之友作天人解

天人解第一

陰陽變化

陰陽未判一氣混茫氣含陰陽則有清濁清則浮升濁則沈

降自然之性也升則爲陽降則爲陰陰陽異位兩儀分焉清濁之間是謂中氣中氣者陰陽升降之樞軸所謂土也樞軸運動清氣左旋升而化火濁氣右轉降而化水化火則熱化水則寒方其半升未成火也名之曰木木之氣溫升而不已積溫成熱而化火矣方其半降未成水也名之曰金金之氣涼降而不已積涼成寒而化水矣水火金木是名四象四象卽陰陽之升降陰陽卽中氣之浮沈分而名之則曰四象合而言之不過陰陽分而言之則曰陰陽合而言之不過中氣所變化耳四象輪旋一年而周陽升於歲半之前陰降於歲半之後陽之半升則爲春全升則爲夏陰之半降則爲秋全降則爲冬春生夏長木火之氣也故春溫而夏熱秋收冬藏

金水之氣也故秋涼而冬寒土無專位寄旺於四季之月各十八日而其司令之時則在六月之間土合四象是謂五行也

五行生剋

五行之理有生有剋木生火火生土土生金金生水水生木木剋土土剋水水剋火火剋金金剋木其相生相剋皆以氣而不以質也成質則不能生剋矣蓋天地之位北寒南熱東溫西涼陽升於東則溫氣成春升於南則熱氣成夏陰降於西則涼氣成秋降於北則寒氣成冬春之溫生夏之熱夏之熱生秋之涼秋之涼生冬之寒冬之寒生春之溫土爲四象之母實生四象曰火生土者以其寄宮在六月火令之後六

月濕盛濕爲土氣也其實水火交蒸乃生濕氣六月之時火在土上水在土下寒熱相逼是以濕動濕者水火之中氣土寄位於西南南熱而西凉故曰火生土土生金也相剋者制其太過也木性發散斂之以金氣則木不過散火性升炎伏之以水氣則火不過炎土性濡濕疏之以木氣則土不過濕金性收斂溫之以火氣則金不過收水性降潤滲之以土氣則水不過潤皆氣化自然之妙也

藏府生成

人與天地相參也陰陽肇基爰有祖氣祖氣者人身之太極也祖氣初凝美惡攸分清濁純雜是不一致厚薄完缺亦非同倫後日之靈蠢壽夭貴賤貧富悉於此判所謂命秉於生

初也祖氣之內含抱陰陽陰陽之間是謂中氣中者土也土分戊己中氣左旋則爲己土中氣右轉則爲戊土戊土爲胃己土爲脾己土上行陰升而化陽陽升於左則爲肝升於上則爲心戊土下行陽降而化陰陰降於右則爲肺降於下則爲腎肝屬木而心屬火肺屬金而腎屬水是人之五行也五行之中各有陰陽陰生五藏陽生六府腎爲癸水膀胱爲壬水心爲丁火小腸爲丙火肝爲乙木膽爲甲木肺爲辛金大腸爲庚金五行各一而火分君相藏有心主相火之陰府有三焦相火之陽也

氣血原本

肝藏血肺藏氣而氣原於胃血本於脾蓋脾土左旋生發之

令暢故溫暖而生乙木胃土右轉收斂之政行故清涼而化辛金午半陰生陰生則降三陰右降則爲肺金肺金即心火之清降者也故肺氣清涼而性收斂子半陽生陽生則升三陽左升則爲肝木肝木即腎水之溫升者也故肝血溫暖而性生發腎水溫升而化木者緣己土之左旋也是以脾爲生血之本心火清降而化金者緣戊土之右轉也是以胃爲化氣之原氣統於肺凡藏府經絡之氣皆肺金之所宣布也其在藏府則曰氣而在經絡則爲衛血統於肝凡藏府經絡之血皆肝血之所流注也其在藏府則曰血而在經絡則爲營營衛者經絡之氣血也

精神化生

肝血温升升而不已温化爲熱則生心火肺氣清降降而不已清化爲寒則生腎水水之寒者六府之悉凝也陰極則陽生故純陰之中又含陽氣火之熱者六府之盡發也陽極則陰生故純陽之中又胎陰氣陰中有陽則水温而精盈陽中有陰則氣清而神旺神發於心方其在肝神未旺也而已現其陽魂精藏於腎方其在肺精未盈也而先結其陰魄素問隨神往來者謂之魂並精出入者謂之魄蓋陽氣方升未能化神先化其魂陽氣全生則魂變而爲神魂者神之初氣故隨神而往來陰氣方降未能生精先生其魄陰氣全降則魄變而爲精魄者精之始基故並精而出入也

形體結聚

肝主筋其榮爪心主脈其榮色脾主肉其榮唇肺主皮其榮毛腎主骨其榮髮凡人之身骨以立其體幹筋以束其關節脈以通其營衛肉以培其部分皮以固其肌膚皮毛者肺金之所生也肺氣盛則皮毛緻密而潤澤肌肉者脾土之所生也脾氣盛則肌肉豐滿而充實脈絡者心火之所生也心氣盛則脈絡疏通而條達筋膜者肝木之所生也肝氣盛則筋膜滋榮而和暢髓骨者腎水之所生也腎氣盛則髓骨堅凝而輕利五氣皆備形成而體具矣

五官開竅

肝竅於目心竅於舌脾竅於口肺竅於鼻腎竅於耳五藏之精氣開竅於頭上是謂五官手之三陽自手走頭足之三陽

自頭走足頭爲手足六陽之所聚會五藏陰也陰極生陽陽性清虛而親上清虛之極神明出焉五神發露上開七竅聲色臭味於此攸辨官竅者神氣之門戶也清陽上升則七竅空靈濁陰上逆則五官窒塞清升濁降一定之位人之少壯清升而濁降故上虛而下實人之衰老清陷而濁逆故下虛而上實七竅之空靈者以其上虛五官之窒塞者以其上實其實者以其虛也其虛者以其實也

五氣分主

肝屬木其色青其臭臊其味酸其聲呼其液泣心屬火其臭焦其味苦其聲笑其液汗其色赤脾屬土其味甘其聲歌其液涎其色黄其臭香肺屬金其聲哭其液涕其色白其臭腥

其味辛腎屬水其液唾其色黑其臭腐其味鹹其聲呻蓋肝主五色五藏之色皆肝氣之所入也入心爲赤入脾爲黃入肺爲白入腎爲黑心主五臭五藏之臭皆心氣之所入也入脾爲香入肺爲腥入腎爲腐入肝爲臊脾主五味五藏之味皆脾氣之所入也入肺爲辛入腎爲鹹入肝爲酸入心爲苦肺主五聲五藏之聲皆肺氣之所入也入腎爲呻入肝爲呼入心爲言入脾爲歌腎主五液五藏之液皆腎氣之所入也入肝爲淚入心爲汗入脾爲涎入肺爲涕

五味根原

木曰曲直曲直作酸火曰炎上炎上作苦金曰從革從革作辛水曰潤下潤下作鹹土爰稼穡稼穡作甘火性炎上上炎

則作苦水性潤下下潤則作鹹木性升發直則升而曲則不
升鬱而不升是以作酸金性降斂從則降而革則不降滯而
不降是以作辛使坎離交姤龍虎迴環則火下炎而不苦水
上潤而不鹹木直升而不酸金從降而不辛金木者水火所
由以升降也木直則腎水隨木而左升金從則心火隨金而
右降木曲而不直故腎水下潤金革而不從故心火上炎而
交濟水火升降金木之權總在於土土者水火金木之中氣
左旋則化木火右轉則化金水實四象之父母也不苦不鹹
不酸不辛是以味甘已土不升則水木下陷而作酸鹹戊土
不降則火金上逆而作苦辛緣土主五味四象之酸苦辛鹹
皆土氣之中鬱也四象之內各含土氣土鬱則傳於四藏而

作諸味調和五藏之原職在中宮也

五情緣起

肝之氣風其志爲怒心之氣熱其志爲喜肺之氣燥其志爲悲腎之氣寒其志爲恐脾之氣濕其志爲思蓋陽升而化火則熱陰降而化水則寒離火上熱泄而不藏斂之以燥金則火交於坎府坎水下寒藏而不泄動之以風木則水交於離宮木生而火長金收而水藏當其半生未能茂長則鬱勃而爲怒既長而神氣暢達是以喜也當其半收將至閉藏則牢落而爲悲既藏而志意幽淪是以恐也物情樂生而惡降升爲得位降爲失位得位則喜未得則怒失位則恐將失則悲自然之性如此其實總土氣之迴周而變化也巳土東升則

木火生長戊土西降則金水收藏生長則爲喜怒收藏則爲悲恐若輪樞莫運升降失職喜怒不生悲恐弗作則土氣凝滯而生憂思心之志喜故其聲笑笑者氣之升達而酣適也腎之志恐故其聲呻呻者氣之沈陷而幽菀也肝之志怒故其聲呼呼者氣方升而未達也肺之志悲故其聲哭哭者氣方沈而將陷也脾之志憂故其聲歌歌者中氣結鬱故長歌以瀉懷也

精華滋生

陰生於上胃以純陽而含陰氣有陰則降濁氣下降是以清虛而善容納陽生於下脾以純陰而含陽氣有陽則升清陽上升是以溫暖而善消磨水穀入胃脾陽磨化渣滓下傳而

爲糞溺精華上奉而變氣血氣統於肺血藏於肝肝血溫升
則化陽神肺氣淸降則產陰精五藏皆有精悉受之於腎五
藏皆有神悉受之於心五藏皆有血悉受之於肝五藏皆有
氣悉受之於肺總由土氣之所化生也土爰稼穡稼穡作甘
穀味之甘者秉土氣也五穀香甘以養脾胃土氣充盈分輸
四子己土左旋穀氣歸於心肺戊土右轉穀精歸於腎肝脾
胃者倉廩之官水穀之海人有胃氣則生絕胃氣則死胃氣
即水穀所化食爲民天所關非細也

糟粕傳導

水穀入胃消於脾陽水之消化較難於穀緣脾土磨化全賴
於火火爲土母火旺土燥力能剋水脾陽蒸動水穀精華化

爲霧氣游溢而上歸於肺家肺金清肅霧氣降灑化而爲水
如釜水沸騰氣蒸爲霧也氣化之水有精有粗精者入於藏
府而爲津液粗者入於膀胱而爲溲溺溲溺通利胃無停水
糟粕後傳是以便乾靈樞營衛生會上焦如霧中焦如漚下
焦如瀆氣水變化於中焦漚者氣水方化而未盛也旣其已
化則氣騰而上盛於胸膈故如霧露水流而下盛於膀胱故
如川瀆川瀆之決由於三焦素問靈蘭秘典三焦者決瀆之
官水道出焉葢三焦之火秘則上温脾胃而水道通三焦之
火泄則下陷膀胱而水竅閉靈樞本輸三焦者足太陽少陰
之所將太陽之别也上踝五寸别入貫腨腸出於委陽並太
陽之正入絡膀胱約下焦實則閉癃虛則遺溺以水性蟄藏

太陽寒水蟄藏三焦之火秘於腎藏則內溫而外清水府清通上竅常開是以氣化之水滲於膀胱而小便利若太陽寒水不能蟄藏三焦之火泄於膀胱膀胱熱癃水竅不開脾胃寒鬱但能消穀不能消水水不化氣上騰爰與穀滓並入二腸而爲泄利泄利之家水入二腸而不入膀胱是以小便不利所謂實則閉癃者三焦之火泄於膀胱也

經絡起止

膽胃大腸小腸三焦膀胱是謂六府肝心脾肺腎心包是謂六藏六藏六府是生十二經經有手足不同陽明大腸太陽小腸少陽三焦是謂手之三陽經陽明胃太陽膀胱少陽膽是謂足之三陽經太陰脾少陰腎厥陰肝是謂足之三陰經

太陰肺少陰心厥陰心主是謂手之三陰經手之三陽自手走頭手陽明自次指出合谷循臂上廉上頸入下齒左之右右之左上挾鼻孔手太陽自小指從手外側循臂下廉上頸至目內眥手少陽自名指循手表出臂外上頸至目銳眥三經皆自臂外而走頭陽明在前太陽在後少陽在中足之三陽自頭走足足陽明行身之前自鼻之交頞循喉嚨入缺盆下乳挾臍循脛外入大指次指足太陽行身之後自目內眥上額交巔下項挾脊抵腰貫臀入膕中出外踝至小指足少陽行身之側自目銳眥從耳後下頸入缺盆下胸循脇從膝外廉出外踝入名指三經皆自腿外而走足陽明在前太陽在後少陽在中足之三陰自足走胸足太陰行身之前自大

指上內踝入腹上膈足少陰行身之後自小指循內踝貫脊上膈注胸中足厥陰行身之側自大指上內踝抵小腹貫膈布脇肋三經皆自腿裏而走胸太陰在前少陰在後厥陰在中手之三陰自胸走手手太陰自胸出腋下循臑內前廉入寸口至大指手少陰自胸出腋下循臑內後廉抵掌後至小指手厥陰自胸出腋下循臑內入掌中至中指三經皆自臂裏而走手太陰在前少陰在後厥陰在中手三陽之走頭足三陽之走足皆屬其本府而絡其所相表裏之藏足三陰之走胸手三陰之走手皆屬其本藏而絡其所相表裏之府手陽明與手太陰爲表裏足陽明與足太陰爲表裏手太陽與手少陰爲表裏足太陽與足少陰爲表裏手少陽與手厥陰

爲表裏足少陽與足厥陰爲表裏六陽六陰分行於左右手足是謂二十四經也

奇經部次

奇經八脈督任衝帶陽蹻陰蹻陽維陰維督脈行於身後起於下極之俞並入脊裏上至風府入屬於腦諸陽之綱也任脈行於身前起於中極之下循腹裏上關元入目絡舌諸陰之領也衝脈起於氣衝並足少陰挾臍上行至胸中而散諸經之海也帶脈起於季脇迴身一周環腰如帶諸經之約也陽蹻起於跟中循外踝上行入於風池主左右之陽也陰蹻起於跟中循內踝上行交貫衝脈主左右之陰也陽維起於諸陽會維絡於身主一身之表也陰維起於諸陰交維絡於

身十一身之裏也陽蹻陽維者足太陽之別陰蹻陰維者足少陰之別凡此八脈者經脈之絡也經脈隆盛入於絡脈絡脈滿溢不拘於經內溉藏府外濡腠理別道自行謂之奇經也

營氣運行

水穀入胃化生氣血氣之慓悍者行於脈外命之曰衛血之精專者行於脈中命之曰營營衛運行一日一夜周身五十度人一呼脈再動一吸脈再動呼吸定息脈五動閏以太息脈六動一息六動人之常也一動脈行一寸六動脈行六寸靈樞脈度手之六陽從手至頭長五尺五六三丈手之六陰從手至胸長三尺五寸三六一丈八尺五六三尺合二丈一

尺足之六陽從足至頭長八尺六八四丈八尺足之六陰從足至胸長六尺五寸六六三丈六尺五六三尺合三丈九尺蹻脈從足至目長七尺五寸二七一丈四尺二五一尺合一丈五尺督脈任脈長四尺五寸二四八尺二五一尺合九尺凡都合一十六丈二尺平人一日一夜一萬三千五百息一息脈行六寸十息脈行六尺一日百刻一刻一百三十五息人氣半周於身脈行八丈一尺兩刻二百七十息人氣一周於身脈行十六丈二尺百刻一萬三千五百息人氣五十周於身脈行八百一十丈營氣之行也常於平旦寅時從手太陰之寸口始自手太陰注手陽明足陽明注足太陰手少陰注手太陽足太陽注足少陰手厥陰注手少陽足少陽注足

厥陰終於兩蹻督任是謂一周也二十八脈周而復始陰陽相貫如環無端五十周畢明日寅時又會於寸口此營氣之度也

衛氣出入

衛氣晝行陽經二十五周夜行陰藏二十五周衛氣之行也常於平旦寅時從足太陽之睛明始睛明在目之內眥（足太陽之穴）也平旦陽氣出於目目張則氣上行於頭循項下足太陽至小指之端別入目內眥下手太陽至小指之端別入目銳眥下足少陽至小指次指之端上循手少陽之分側下至名指之端別入耳前下足陽明至中指之端別入耳下下手陽明至次指之端其至於足也入足心出內踝下入足少陰經陰

蹻者足少陰之別屬於目內眥自陰蹻而復合於目交於足太陽之睛明是謂一周如此者二十五周日入陽盡而陰受氣矣於是內入於陰藏其入於陰也常從足少陰之經而注於腎腎注於心心注於肺肺注於肝肝注於脾脾復注於腎是謂一周如此者二十五周平旦陰盡而陽受氣矣於是外出於陽經其出於陽也常從腎至足少陰之經而復合於目衛氣入於陰則寐出於陽則寤一日百刻周身五十此衛氣之度也難經營衛相隨之義言營行脈中衛行脈外相附而行非謂其同行於一經也

四聖心源卷二

昌邑黃元御坤載著

内外感傷百變不窮溯委窮源不過六氣六氣了徹百病莫逃義至簡而法至精也仲景既沒此義遂晦寒熱錯訛燥濕乖謬零素雪於寒泉飄温風於陽谷以水益水而愈深以火益火而彌熱生靈夭札念之疚心作六氣解

六氣解

六氣名目

厥陰風木　足厥陰肝乙木　手厥陰心主相火

少陰君火　手少陰心丁火　足少陰腎癸水

少陽相火　手少陽三焦相火　足少陽膽甲木

太陰濕土　足太陰脾己土　手太陰肺辛金

陽明燥金 手陽明大腸庚金 足陽明胃戊土

太陽寒水 足太陽膀胱壬水 手太陽小腸丙火

六氣從化

天有六氣地有五行六氣者風火暑濕燥寒五行者木火土金水在天成象在地成形六氣乃五行之魂五行卽六氣之魄人爲天地之中氣秉天氣而生六府秉地氣而生五藏六氣五行皆備於人身內傷者病於人氣之偏外感者因天地之氣偏而人氣感之內外感傷總此六氣其在天者初之氣厥陰風木也在人則肝之經應之二之氣少陰君火也在人則心之經應之三之氣少陽相火也在人則三焦之經應之四之氣太陰濕土也在人則脾之經應之五之氣陽明燥金

也在人則大腸之經應之六之氣太陽寒水也在人則膀胱之經應之天人同氣也經有十二六氣統焉足厥陰以風木主令手厥陰火也從母化氣而爲風手少陽以相火主令足少陽木也從子化氣而爲暑手少陰以君火主令足少陰水也從妻化氣而爲熱足太陽以寒水主令手太陽火也從夫化氣而爲寒足太陰以濕土主令手太陰金也從母化氣而爲濕手陽明以燥金主令足陽明土也從子化氣而爲燥蓋癸水上升而化丁火故手少陰以君火司氣而足少陰癸水在從化之例丙火下降而化壬水故足太陽以寒水當權而手太陽丙火在奉令之條木之化火也木氣方盛而火氣初萌母強子弱故手厥陰以丁火而化氣于風木火氣既旺而

木氣已虛子壯母衰故足少陽以甲木而化氣于相火土之化金也土氣方盛而金氣初萌母強子弱故手太陰以辛金而化氣于濕土金氣方旺而土氣已虛子壯母衰故足陽明以戊土而化氣于燥金母氣用事子弱未能司權則子從母化子氣用事母虛不能當令則母從子化所謂將來者進成功者退自然之理也

六氣偏見

人之六氣不病則不見凡一經病則一經之氣見平人六氣調和無風無火無濕無燥無熱無寒故一氣不至獨見病則或風或火或濕或燥或寒或熱六氣不相交濟是以一氣獨見如厥陰病則風盛少陰病則熱盛少陽病則暑盛太陰病

則濕盛陽明病則燥盛太陽病則寒盛也以此氣之偏盛定緣彼氣之偏虛如厥陰風盛者土金之虛也少陰熱盛少陽暑盛者金水之虛也太陰濕盛者水木之虛也陽明燥盛者木火之虛也太陽寒盛者火土之虛也以六氣之性實則克其所勝而侮所不勝虛則已所不勝者乘之而已所能勝者亦來侮之也究之一氣之偏盛亦緣于虛厥陰能生則陽氣左升而木榮其風盛者生意之不遂也少陰能長則君火顯達而上清其熱盛者長氣之不旺也陽明能收則陰氣右降而金肅其燥盛者收令之失政也太陽能藏則相火閉蟄而下暖其寒盛者藏氣之不行也土爲四維之中氣木火之能生長者太陰己土之陽升也金水之能收藏者陽明戊土之

陰降也中氣旺則戊巳轉運而土和中氣衰則濕盛而不運土生於火而火滅于水土燥則克水土濕則水氣泛濫侮土而滅火水泛土濕木氣不達則生意盤塞但能賊土不能生火以培土此土氣所以困敗也血藏于肝而化于脾太陰土燥則肝血枯而膽火炎未嘗不病但足太陰脾以濕土主令足陽明胃從燥金化氣濕爲本氣而燥爲化氣是以燥氣不敵濕氣之旺陰易盛而陽易衰土燥爲病者除陽明傷寒承氣證外不多見一切內外感傷雜病盡緣土濕也

本氣衰旺

經有十二司化者六經從化者六經從化者不司氣化總以司化者爲主故十二經統于六氣病則或見司化者之本氣

或見從化者之本氣或司化者而見從化之氣或從化者而
見司化之氣全視乎本氣之衰旺焉手少陰以君火司化足
少陰之水從令而化熱者常也而足少陰之病寒是從化者
自見其本氣以水性原寒手少陰之病寒是司化者而見從
化之氣以君火原從水化也足太陽以寒水司化手太陽之
火從令而化寒者常也而手太陽之病熱是從化者自見其
本氣以火性原熱足太陽之病熱是司化者而見從化之氣
以寒水原從火化也足厥陰以風木司化手厥陰之火從令
而化風手少陽以相火司化足少陽之木從令而化暑者常
也而手厥陰之病暑足少陽之病風是從化者自見其本氣
以火性生暑而木性生風也足太陰以濕土司化手太陰之

金從令而化濕手陽明以燥金司化足陽明之土從令而化燥者常也而手太陰之病燥足陽明之病濕是從化者自見其本氣以金性本燥而土性本濕也大抵足太陽雖以寒化而最易病熱手少陰雖以熱化而最易病寒厥陰原以風化而風盛者固多少陰雖以火化而火敗者非少金性本燥而手太陰從土化濕者常有七八土性本濕而足陽明從金化燥者未必二三也

厥陰風木

風者厥陰木氣之所化也在天爲風在地爲木在人爲肝足厥陰以風木主令手厥陰心主以相火而化氣於風木緣木實生火風木方盛子氣初胎而火令未旺也冬水閉藏一得

春風鼓動陽從地起生意乃萌然土氣不升固賴木氣以升之而木氣不達實賴土氣以達焉蓋厥陰肝木生于腎水而長于脾土水土温和則肝木發榮木靜而風恬水寒土濕不能生長木氣則木鬱而風生木以發達爲性已土濕陷抑遏乙木發達之氣生意不遂故鬱怒而克脾土風動而生疏泄凡腹痛下利亡汗失血之證皆風木之疏泄也肝藏血而華色主筋而榮爪風動則血耗而色枯爪脆而筋急凡眥黑唇青爪斷筋縮之證皆風木之枯燥也及其傳化乘除千變不窮故風木者五藏之賊百病之長凡病之起無不因于木氣之鬱以肝木主生而人之生氣不足者十常八九木氣抑鬱而不生是以病也木爲水火之中氣病則土木鬱迫水火不

交外燥而內濕下寒而上熱手厥陰火也木氣暢遂則厥陰心主從令而化風木氣抑鬱則厥陰心主自現其本氣是以厥陰之病下之則寒濕俱盛上之則風熱兼作其氣然也

少陽相火

暑者少陽相火之所化也在天爲暑在地爲火在人爲三焦手少陽以相火主令足少陽膽以甲木而化氣于相火緣火生于木相火既旺母氣傳子而木令已衰也三焦之火隨太陽膀胱之經下行以溫水藏出膕中貫腨腸而入外踝君火升于足而降于手相火升于手而降于足少陽之火降水得此火而後通調故三焦獨主水道素問靈蘭秘典三焦者決瀆之官水道出焉膀胱者州都之官津液藏焉氣化則能出

矣葢水性閉蟄而火性疏泄閉蟄則善藏疏泄則善出靈樞本輸三焦者入絡膀胱約下焦實則閉癃虛則遺溺相火下蟄水藏溫暖而水府清利則出不至于遺溺藏不至于閉癃而水道調矣水之所以善藏者三焦之火秘于腎藏也此火一泄陷于膀胱實則下熱而閉癃虛則下寒而遺溺耳手之陽清足之陽濁清則升而濁則降手少陽病則不升足少陽病則不降凡上熱之證皆甲木之不降于三焦無關也相火本自下行其不下行而逆升者由于戊土之不降戊土與辛金同主降斂土降而金斂之相火所以下潛也戊土不降辛金逆行收氣失政故相火上炎足少陽雖從三焦化火而原屬甲木病則兼現其本氣相火逆行則克庚辛甲木上侵則

賊戊土手足陽明其氣本燥木火雙刑則燥熱鬱發故少陽之病多傳陽明然少陽之氣陰方長而陽方消其火雖盛而亦易衰陰消陽長則壯陰長陽消則病病于相火之衰者十之八九（內傷驚悸之證皆相火之衰也）病于相火之旺者十之一二而已（傷寒少陽有之）

少陰君火

熱者少陰君火之所化也在天爲熱在地爲火在人爲心少陰以君火主令手少陰心火也足少陰腎水也水火異氣而以君火統之緣火位于上而生于下坎中之陽火之根也坎陽升則上交離位而化火火升于水是以癸水化氣于丁火水化而爲火則寒從熱化故少陰之氣水火並統而獨以君

火名也君火雖降于手而實升于足陽盛則手少陰主令于上而癸水亦成溫泉陰盛則足少陰司氣于下而丁火遂爲寒灰以丁火雖司氣化而制勝之權終在癸水所恃者生土以鎮之但土雖克水而百病之作率由土濕濕則不能克水而反被水侮土能克水者惟傷寒陽明承氣一證其餘則寒水侮土者十九不止土潰則火敗故少陰一病必寒水泛濫而火土俱負其勢然也至于上熱者此相火之逆也火中有液癸水之根相火上逆災及宮城心液消亡是以熱作凡少陰病熱乃受累于相火實非心家之過而方其上熱必有下寒以水火分離而不交也見心家之熱當顧及腎家之寒蓋水火本交彼此相交則爲一氣不交則離析分崩逆爲冰炭

究之火不勝水則上熱不敵下寒之劇不問可知也血根于心而藏于肝氣根于腎而藏于肺心火上熱則清心家之血腎水下寒則暖腎家之氣故補肝之血則宜溫補心之血則宜清補肺之氣則宜涼補腎之氣則宜暖此定法也

太陰濕土

濕者太陰土氣之所化也在天爲濕在地爲土在人爲脾太陰以濕土主令辛金從土而化濕陽明以燥金主令戊土從金而化燥已土之濕爲本氣戊土之燥爲子氣故胃家之燥不敵脾家之濕病則土燥者少而土濕者多也太陰主升已土升則癸水與乙木皆升土之所以升者脾陽之發生也陽虛則土濕而不升已土不升則水木陷矣火金在上水木在

下火金降于戊土水木升于巳土戊土不降則火金上逆巳土不升則水木下陷其原總由于濕盛也子華子陰陽交則生濕濕者水火之中氣上濕則化火而爲熱下濕則化水而爲寒然上亦有濕寒下亦有濕熱濕旺氣鬱津液不行火盛者熏蒸而生熱痰火衰者泛濫而生寒飲此濕寒之在上者濕旺水鬱膀胱不利火衰者流溢而爲白淫火盛者梗澁而爲赤濁此濕熱之在下者便黃者土色之下傳便赤者木氣之下陷緣相火在水一綫陽根温升而化乙木木中温氣生火之母升則上達而化火陷則下鬱而生熱木氣不達侵逼土位以其鬱熱傳于巳土巳土受之于是浸淫于膀胱五行之性病則傳其所勝其勢然也陰易盛而陽易衰故濕氣恒

長而燥氣恒消陰盛則病陽絶則死理之至淺未嘗難知後世庸愚補陰助濕泄火伐陽病家無不夭枉于滋潤此古今之大禍也

陽明燥金

燥者陽明金氣之所化也在天爲燥在地爲金在人爲大腸陽明以燥金主令胃土從令而化燥太陰以濕土主令肺金從令而化濕胃土之燥子氣而非本氣子氣不敵本氣之旺故陰盛之家胃土恒濕肺金之濕母氣而非本氣母氣不敵本氣之旺故陽盛之家肺金恒燥太陰性濕陽明性燥燥濕調停在乎中氣旺則辛金化氣于濕土而肺不傷燥戊土化氣于燥金而胃不傷濕中氣衰則陰陽不交而燥濕偏見濕

勝其燥則飲少而食減溺澁而便滑燥勝其濕則疾飢而善渴水利而便堅陰易進而陽易退濕勝者常多燥勝者常少辛金化濕者十之八九戊土化燥者百不一二三陽明雖燥病則太陰每勝而陽明每負土燥而水虧者傷寒陽明承氣證外絕無而僅有是以仲景垂法以少陰負趺陽者爲順緣火勝則土燥水勝則土濕燥則克水濕則反爲水侮水負則生土負則死故少陰宜負而趺陽宜勝以土能勝水則中氣不敗未有中氣不敗而人死者燥爲寒熱之中氣上燥則化火而爲熱下燥則化水而爲寒反胃噎膈之家便若羊矢其胃則濕而腸則燥濕爲陰邪陰性親下故根起于脾土而標見于膝踝燥爲陽邪陽性親上故根起于大腸而標見于肘腕

所謂陽邪居下清邪居上一定之位也然上之燥亦因于下之濕中風之家血枯筋縮其膝踝是濕而肘腕未嘗非燥使巳土不濕則木榮血暢骨弱筋柔風自何來醫家識燥濕之消長則仲景堂奧可階而升矣

太陽寒水

寒者太陽水氣之所化也在天爲寒在地爲水在人爲膀胱太陽以寒水主令足太陽膀胱水也手太陽小腸火也火水異氣而以寒水統之緣水位于下而生于上離中之陰水之根也離陰降而下交坎位而化水水降于火是以丙火化氣于壬水火化而爲水則熱從寒化故太陽之氣水火並統而獨以寒水名也水性本寒少陽三焦之火隨太陽而下行水

得此火應當不寒不知水之不寒者癸水而非壬水也蓋水以蟄藏爲性火秘于內水斂于外是謂平人木火主裏自內而生長之故裏氣常溫金水主表自外而收藏之故表氣常清血生于木火故血溫而內發氣化于金水故氣清而外斂人之經脈厥陰在裏春氣之內生也次則少陰夏氣之內長也次則陽明秋氣之外收也太陽在表冬氣之外藏也陽藏則外清而內溫陽泄則內寒而外熱外易寒水而爲熱火內易溫泉而爲寒冰外愈熱而內愈寒生氣絕根是以死也癸水溫而壬水寒則治癸水寒而壬水熱則病癸水病則必寒壬水病則多熱以丁火化於癸水故少陰之藏最易病寒壬水化於丙火故太陽之府最易病熱是以病寒者獨責癸水

而不責壬水病熱者獨責壬水而不責癸水也

仲景傷寒以六經立法從六氣也六氣之性情形狀明白昭揭醫必知此而後知六經之證六經之變化雖多總不外乎六氣此義魏晉而後絕無解者先聖之法一綫莫傳凌夷至於今日不堪問矣

治厥陰風木法

桂枝苓膠湯

甘草　桂枝　白芍　茯苓

當歸　阿膠　生薑　大棗

上熱加黃芩下寒加乾薑附子

治少陰君火法

黃連丹皮湯

黃連　白芍　生地　丹皮

少陰病水勝火負最易生寒若有下寒當用椒附

治少陽相火法

柴胡芍藥湯

柴胡　黃芩　甘草　半夏

人參　生薑　大棗　白芍

治太陰濕土法

朮甘苓澤湯

甘草　茯苓　白朮　澤瀉

治陽明燥金法

百合五味湯

百合　石膏　麥冬　五味

治太陽寒水法

苓甘薑附湯

甘草　茯苓　乾薑　附子

太陽病最易化生濕熱以化氣於丙火而受制於濕土也

若有濕熱當用梔膏之類

四聖心源卷三

昌邑黄元御坤載著

六府化穀津液布揚流溢經絡會於氣口氣口成寸以決死生微妙在脈不可不察醫法無傳脈理遂湮金箭長封玉字永埋方書累架七診之義無聞醫録連牀九候之法莫著既迷罔於心中復綿昧於指下使跼蹐之餘命飽庸妄之毒手顧此悢悢廢卷永懷作脈法解

脈法解

寸口脈法

飲食入胃腐化消磨手太陰散其精華游溢經絡以化氣血氣血周流現於氣口以成尺寸氣口者手太陰肺經之動脈也關前爲寸關後爲尺尺爲陰而寸爲陽關者陰陽之中氣

也寸口在魚際之分關上在大淵之分尺中在經渠之分心與小腸候於左寸肺與大腸候於右寸肝膽候於左關脾胃候於右關腎與膀胱候於兩尺心主三焦隨水下蟄亦此附焉素問脈要精微論尺內兩傍則季脇也尺外以候腎尺裏以候腹中附上左外以候肝內以候鬲右外以候胃內以候脾兩關部也上附上右外以候肺內以候胸中左外以候心內以候亶中兩寸部也前以候前後以候後上竟上者胸喉中事也下竟下者少腹腰股膝脛足中事也謹調尺寸而表裏上下於此得矣葢肺主藏氣而朝百脈十二經之氣皆受之於肺平旦寅初肺氣流布起於寸口運行十二經中周而復始一日一夜五十度畢次日平旦寅初復會於寸口寸口

者脈之大會（此曰寸口乃寸尺三部之總名非但魚際已也）故十二經之盛衰悉見於此靈樞經脈經脈者常不可見也其虛實也以氣口知之此氣口所以獨爲五藏主也（氣口即寸口手之三陽自手走頭大小腸府雖至濁而經行頭上則爲至清故與心肺同候於兩寸越人十難實爲定法近人乃欲候大小腸於兩尺悠繆極矣）

寸口人迎脈法

氣口者手太陰經之動脈在魚際之下人迎者足陽明經之動脈在結喉之旁太陰行氣於三陰故寸口可以候五藏陽明行氣於三陽故人迎可以候六府以太陰爲五藏之首陽明爲六府之長也藏陰盛則人迎小而寸口大虛則人迎大而寸口小府陽衰則寸口大而人迎小旺則寸口小而人迎大靈樞禁服寸口主中人迎主外春夏人迎微大秋冬寸口

微大如是者命曰平人人迎大一倍於寸口病在足少陽一倍而躁在手少陽人迎二倍病在足太陽二倍而燥在手太陽人迎三倍病在足陽明三倍而躁在手陽明盛則爲熱虛則爲寒緊則痛痺代則乍甚乍間人迎四倍且大且數名曰溢陽溢陽爲外格死不治寸口大一倍於人迎病在足厥陰一倍而躁在手厥陰寸口二倍病在足少陰二倍而躁在手少陰寸口三倍病在足太陰三倍而躁在手太陰甚則脹滿寒中食不化虛則熱中出糜少氣溺色變緊則痛痺代則乍痛乍止寸口四倍且大且數名曰溢陰溢陰爲內關死不治靈樞經脈人迎與脈口（即寸口也）俱盛四倍以上命曰關格關格者與之短期靈樞五色人迎盛堅者傷於寒氣口盛堅者傷於食

以氣口主裏傷食則陰鬱於內故氣口盛堅人迎主表傷寒則陽鬱於外故人迎盛堅此診寸口人迎之法也寸口人迎之脈載在經文後世乃有左爲人迎右爲氣口之說無稽妄談不足辨也

三部九候脈法

十二經皆有動脈上部之動脈在頭中部之動脈在手下部之動脈在足是爲三部一部三候是爲九候素問三部九候論人有三部部有三候三候者有天有地有人也上部天兩額之動脈足少陽之頷厭也上部地兩頰之動脈足陽明之地倉大迎也上部人耳前之動脈手少陽之和髎也中部天手太陰之太淵經渠也中部地手陽明之合谷也中部人手少陰之神門也下部天足厥陰之五里也下部地足少陰之

太谿也下部人足太陰之箕門也下部之天以候肝地以候腎人以候脾胃之氣中部之天以候肺地以候胸中之氣人以候心上部之天以候頭角之氣地以候口齒之氣人以候耳目之氣也下部之天女子則取太衝下部之人胃氣則候於陽明之衝陽仲景謂之趺陽此三部九候之法也難經三部者寸關尺也九候者浮中沈也與素問不同此一部中之三部九候也另是一法

藏府脈象

五藏爲陰六府爲陽陰陽既殊脈象攸分肝脈弦心脈洪脾脈緩肺脈濇腎脈沈其甚者爲藏其微者爲府難經心脈急甚者肝邪干心也微急者膽邪干小腸也心脈大甚者心邪自干心也微大者小腸邪自干小腸也心脈緩甚者脾邪干

心也微緩者胃邪干小腸也心脈濇甚者肺邪干心也微濇者大腸邪干小腸也心脈沈甚者腎邪干心也微沈者膀胱邪干小腸也其他藏府依此類推甚者沈而得之微者浮而得之大抵府脈浮數藏脈沈遲仲景脈法浮爲在表沈爲在裏數爲在府遲爲在藏是也蓋陽外陰內一定之理府氣內交藏氣外濟則陰陽平而脈息調府病則氣不內交是以但浮而不沈藏病則氣不外濟是以但沈而不浮也觀越人十難一脈十變之義大腸小腸俱候於心脈可知欲候大小腸於兩尺之誤

四時脈體

天地之氣生長於春夏收藏於秋冬人與天地同氣也陽氣生長則脈浮升陰氣收藏則脈沈降是以春之脈升夏之脈

浮秋之脈降冬之脈沈素問脈要精微論天地之變陰陽之應彼春之暖爲夏之暑彼秋之忿爲冬之怒四變之動脈與之上下以春應中規夏應中矩秋應中衡冬應中權是故冬至四十五日陽氣微上陰氣微下夏至四十五日陰氣微上陽氣微下陰陽有時與脈爲期春日浮如魚之游在波夏日在膚泛泛乎萬物有餘秋日下膚蟄蟲將去冬日在骨蟄蟲周密君子居室升降浮沈隨時變更寸脈本浮而一交秋冬則見沈意尺脈本沈而一交春夏則見浮機此氣化一定毫髮不爽也仲景脈法春弦秋浮冬沈夏洪弦者浮升之象洪者浮之極也浮者金氣方收微有降意而未能遽沈大約春脈沈而微浮夏則全浮秋脈浮而微沈冬則全沈仲景脈法

原與經義相同耳

真藏脈義

土者四維之中氣也脾以陰土而含陽氣故脾陽左升則化肝木胃以陽土而胎陰氣故胃陰右降則化肺金金降於北涼氣化寒是謂腎水木升於南溫氣化熱是謂心火肺肝心腎四象攸分實則脾胃之左右升降而變化者也脾胃者四藏之母母氣虧敗四子失養脈見真藏則人死焉故四藏之脈必以胃氣爲本肝脈弦心脈鉤肺脈毛腎脈石脾胃脈緩其弦鉤毛石而緩者是四藏之有胃氣也其弦鉤毛石而不緩者是謂真藏脈真藏脈見胃氣敗竭必死不救也玉機真藏論脾脈者土也孤藏以灌四旁者也平人氣象論平人之

常氣稟於胃胃者平人之常氣也人無胃氣曰逆逆者死人以水穀爲本故人絶水穀則死脈無胃氣亦死所謂無胃氣者但得真藏脈不得胃氣也所謂真藏脈者真肝脈至中外急如循刀刃責責然如按琴瑟弦色青白不澤毛折乃死真心脈至堅而搏如循薏苡子累累然色赤黑不澤毛折乃死真脾脈至弱而乍數乍疏色黄青不澤毛折乃死真肺脈至大而虚如以毛羽中人膚色白赤不澤毛折乃死真腎脈至搏而絶如指彈石辟辟然色黑黄不澤毛折乃死諸真藏脈見者皆死不治也五藏者皆稟氣於胃胃者五藏之本也藏氣者不能自致於手太陰必因於胃氣乃至於手太陰也故五藏各以其時自胃而至於手太陰邪氣勝者精氣衰也病

甚者胃氣不能與之俱至於手太陰故眞藏之氣獨見獨見者病勝藏也故曰死葢土位乎中一身之元氣也土生於火而火死於水故仲景垂訓以少陰負趺陽爲順少陰水勝則火滅而土敗也自醫法失傳後世庸愚乃滋陰泄陽補水滅火以敗胃氣以此毒天下而民從之良可哀也

浮沈大小

五藏之脈心肺俱浮腎肝俱沈脾胃居沈浮之間陽浮而陰沈其性然也然陽主降而陰主升陽體雖浮而內含降意則浮中帶沈陰體雖沈而內含升意則沈中帶浮沈而微浮則陰不下走浮而微沈則陽不上飛若使寸脈但浮而不沈則陽氣上逆而不交於陰尺脈但沈而不浮則陰氣下陷而不

交於陽水火分離下寒上熱諸病生矣升降陰陽之權全在乎中中者土也己土升則乙木上達而化淸陽戊土降則辛金下行而化濁陰陰陽交濟是以寸不但浮而尺不但沉土之所以升降失職者木刑之也木生於水而長於土土氣冲和則肝隨脾升膽隨胃降木榮而不鬱土弱而不能達木則木氣鬱塞肝病下陷而膽病上逆木邪橫侵土被其賊脾不能升而胃不能降於是兩關之脈大左關之大者肝脾之鬱而不升也右關之大者膽胃之鬱而不降也膽木化氣於相火膽木右降則相火下蟄而不上炎膽木逆升相火上炎而刑金肺金被克淸氣鬱蒸而生上熱於是右寸之脈亦大肝木主升肝木不升生意抑遏而生下熱於是左尺之脈亦大

右寸之大者肺金之上逆也左尺之大者肝木之下陷也胃主降濁胃逆則濁氣上塡倉廩不納惡心嘔吐之病生焉脾主升清脾陷則清氣下瘀水穀不消脹滿泄利之病生焉肺藏氣而性降肝藏血而性升金逆則氣不清降而上鬱木陷則血不温升而下脫肺主收斂肝主疏泄血升而不至於流溢者賴肺氣之收斂也氣降而不至於固結者賴肝血之疏泄也木陷則血脫於下而肺金失斂則血上溢金逆則氣鬱於上而肝木不升則氣下結推之凡驚悸吐衄盜汗遺精之病皆金氣不能降斂淋癃泄痢噯腐呑酸之病皆木氣不能生發金逆而莫收斂則君火失根而左寸亦大木陷而行疏泄則相火下拔而右尺亦大大者有餘之象也於其有餘之

中得其不足之意則脈之妙解而醫之至數也經所謂大則病進者別有元機非後世醫書陽盛陰虛之說也

二十四脈

浮沈

浮沈者陰陽之性也難經呼出心與肺吸入腎與肝呼吸之間脾受穀味也其脈在中陽性浮而陰性沈呼出爲陽心肺之氣也吸入爲陰腎肝之氣也心肺之脈俱浮浮而大散者心也浮而短濇者肺也腎肝之脈俱沈沈而濡實者腎也沈而牢長者肝也脾居陰陽之中其氣在呼吸之交其脈在浮沈之半其位曰關關者陰陽之關門陰自此升而爲寸陽自此降而爲尺闔闢之權於是在焉故曰關也陽盛則寸浮陰

盛則尺沈陰盛於裏陽盛於表仲景脈法浮爲在表沈爲在裏一定之法也然浮沈可以觀表裏不可以定陰陽三難關以前者陽之動也脈當見九分而浮過者法曰太過減者法曰不及遂上魚爲溢此陰乘之脈也關以後者陰之動也脈當一寸而沈過者法曰太過減者法曰不及遂入尺爲覆此陽乘之脈也陽乘陰位則淸氣不升故下覆於尺陰乘陽位則濁氣不降故上溢於魚溢者浮之太過而曰陰乘覆者沈之太過而曰陽乘是則浮不可以爲陽而沈不可以爲陰浮沈之中有虛實焉浮之損小沈之實大是陽虛於表而實於裏也沈之損小浮之實大是陽虛於裏而實於表也浮大晝加沈細夜加浮大晝死沈細夜死診者當於浮沈之中參以

虛實也

遲數

遲數者陰陽之氣也九難數者府也遲者藏也數則爲熱遲則爲寒經脈之動應乎漏刻一呼再動一吸再動呼吸定息而脈五動氣之常也過則爲數減則爲遲藏陰而府陽數則陽盛而爲府遲則陰盛而爲藏陽盛則熱陰盛則寒數之極則爲至遲之極則爲損一定之法也然遲不盡寒而數不盡熱脈法趺陽脈遲而緩胃氣如經也寸口脈緩而遲緩則陽氣長遲則陰氣盛陰陽相抱營衛俱行剛柔相得名曰强也是遲緩者趺陽寸口之常脈未可以爲寒也曰病人脈數數爲熱當消穀引食而反吐者以發其汗令陽氣微膈氣虛脈

乃數也數爲客熱不能消穀胃中虛冷故也是數者陽明之陽虛未可以爲熱也凡脈或遲或數乖戾失度則死十一難一呼再至曰平三至曰離經四至曰奪精五至曰死六至曰命絕此至之脈也一呼一至曰離經二呼一至曰奪精三呼一至曰死四呼一至曰命絕此損之脈也人之將死脈遲者少脈數者多陽氣絕根浮空欲脫故脈見疾數大概一息七八至以上便不可救虛勞之家最忌此脈若數加常人一倍一息十至以上則死期迫矣

滑濇

滑濇者陰陽之體也滑則血盛而氣虛濇則血虛而氣盛肝藏血而肺藏氣故肝脈滑而肺脈濇肺性收斂肝性生發收

斂則濇生發則滑金自上斂木自下發是以肺脈浮濇而肝脈沈滑斂則氣聚發則氣散是以肺脈濇短而肝脈滑長氣陽也而含陰血陰也而抱陽故滑爲陽而濇爲陰脈法大浮數動滑此名陽也沈濇弱弦微此名陰也以金水之性收藏木火之性生長收則浮濇而生則沈滑長則浮滑而藏則沈濇滑者生長之意濇者收藏之象而俱非平氣脈法脈有弦緊浮滑沈濇名曰殘賊以其氣血之偏濇則氣盛而血病滑則血盛而氣傷也寸應滑而尺應濇肺脈之濇者尺之始基肝脈之滑者寸之初氣尺應濇而變滑則精遺而不藏寸應滑而變濇則氣痞而不通寸過於滑則肺金不斂而痰嗽生尺過於濇則肝木不生而淋痢作是以滑濇之脈均爲病氣

也

大小

大小者陰陽之象也陽盛則脈大陰盛則脈小大爲陽而小爲陰寸大而尺小者氣之常也寸過於大則上熱尺過於小則下寒然有大不可以爲陽盛而小不可以爲陰盛者脈法脈弦而大弦則爲減大則爲芤減則爲寒芤則爲虛寒虛相搏此名爲革婦人則半產漏下男子則亡血失精蓋陽衰土濕水火不交火炎而金爍則關寸浮大水寒而木鬱則關尺浮大肺金失其收斂肝木行其疏泄此亡血失精半產漏下之原庸工以爲陰虛投以滋潤土敗則命殞是大不可以爲陽盛也傷寒三日脈浮數而微病人身涼和者此爲欲解也

葢邪退而正復則脈微是小不可以爲陰盛也凡木火泄露則脈大金水斂藏則脈小陽泄則上熱而下寒陽藏則上清而下温勞傷虛損之脈最忌浮大陽根下斷浮大無歸則人死矣故大則病進小則病退小脈未可以扶陽大脈未可以助陰當因委而見源窮其大小所由來也

長短

長短者陰陽之形也長爲陽而短爲陰陽升於木火故肝脈沈滑而長心脈浮滑而長陰降於金水故肺脈浮濇而短腎脈沈濇而短也人莫不病發於陰進而病愈於陽長陰進則脈短陽長則脈長故長則氣治而短則氣病然不宜過長過長則木旺而金衰矣木者中氣之賊百病之長以木性發達

而百病之起多因於木氣之不達生意盤鬱而克脾胃是以氣愈鬱而脈愈長木鬱則協水以賊土合火而刑金故但顯肝脈之長而不形肺脈之短金雖克木而凡人之病則金能克木者少而木能侮金者多也蓋木氣之所以能達者水土溫而根本暖也水寒土濕生意不遂則木愈鬱而氣愈盛所以肝病則脈長也

緩緊

緩緊者陰陽之情也緩爲陽而緊爲陰緩者戊土之氣也脈法趺陽脈遲而緩胃氣如經也曰胃氣和名曰緩營氣和名曰遲曰寸口脈緩而遲緩則陽氣長遲則陰氣盛以土居四象之中具木火之氣而不至於溫熱含金水之體而不至於

寒涼雍容和暢是以緩也緩則熱生脈法緩則胃氣實實則穀消而水化也靈樞五癃津液中熱則胃中消穀腸胃充郭故胃緩也然則傷寒陽明之脈必實大而兼緩也緊者寒水之氣也脈法假令亡汗若吐以肺裏寒故令脈緊也假令欬者坐飲冷水故令脈緊也假令下利以胃中虛冷故令脈緊也此內寒之緊也曰寸口脈浮而緊浮則爲風緊則爲寒風則傷衛寒則傷營此外寒之緊也以水爲冬氣冬時寒盛冰堅地坼是以緊也緊則痛生曰營衛俱病骨節煩疼當發其汗是外寒之痛也曰趺陽脈緊而浮浮爲風緊爲寒浮爲腸滿緊爲腹痛浮緊相搏腹鳴而轉轉卽氣動膈氣乃下是內寒之痛也然則傷寒少陰之脈必微細而兼緊也蓋陽盛則

緩陰盛則緊緩則生熱緊則生寒寒愈盛則愈緊熱愈盛則愈緩以陽性發泄而陰性閉藏發而不藏所以緩也藏而不發所以緊也

石芤

石芤者陰陽之虛也陽氣不降則腎脈石陰氣不升則心脈芤石則外虛而內實芤則外實而內虛石者氣虛而不蟄也陽體虛而陰體實水中無氣凝沍而沈結所以石也平人氣象論平人之常氣稟於胃胃者平人之常氣也人無胃氣曰逆逆者死冬胃微石曰平石多胃少曰腎病但石無胃曰死平腎脈來喘喘累累如鉤按之而堅曰腎平冬以胃氣爲本病腎脈來如引葛按之益堅曰腎病死腎脈來發如奪索辟

辟如彈石曰腎死葢坎中之陽生氣之原也陽根下斷陰魄徒存堅實結鞕生氣全無是以死也老子柔弱者生之徒堅强者死之徒此之謂也芤者血虛而不守也陰體實而陽體虛火中無血消減而浮空所以芤也脈法趺陽脈浮而芤浮者衛氣虛芤者營氣傷曰脈弦而大弦則爲減大則爲芤減則爲寒芤則爲虛虛寒相搏此名曰革芤減相合則名曰革後世芤外又有革脈非婦人則半產漏下男子則亡血失精曰脈浮而緊按之反是芤此爲本虛故當戰而汗出也葢離中之陰收氣之原也陰根上斷陽魂徒存虛飄空洞收氣全無是以病也血陰也而生於陽陽升則化火故溫暖和暢而吐陽魂陽虛血寒則凝瘀而亡脫血脫則火泄而寒增是以失精亡血而脈芤者不

可助陰而泄陽蓋芤則營陰外脫而血中之溫氣亦亡也

促結

促結者陰陽之盛也脈法脈來緩時一止復來者名曰結脈來數時一止復來者名曰促陽盛則促陰盛則結此皆病脈曰脈藹藹如車蓋者名曰陽結也脈累累如循長竿者名曰陰結也陰陽之性實則虛而虛則實實而虛者清空而無障礙所以不結虛而實者壅滿而生阻隔所以脈結陽結則藹藹鬱動如車蓋之升沉陰結則累累不平如長竿之勁節以陽性輕清而陰性重濁故促結之象異焉驚悸之家脈多促結以其陰陽之不濟也陽旺於木火陰盛於金水陽虛而生驚者木火下虛陰氣凝澀而不化是以結也陰虛而生悸者

金水上虛陽氣鬱迫而不通是以促也脈法其脈浮而數不能食身體重大便反鞕名曰陰結此藏府之結也蓋孤陽獨陰燥濕偏盛寒熱不調其氣必結藏府經絡本爲一氣藏氣結則脈氣必結脈氣結則藏氣必結若夫代止之脈並無鬱阻而中斷是營衛之敗竭非促結之謂也

弦牢　弦者如弦之直　弦而有力曰牢

弦牢者陰陽之旺也素問玉機真藏論春脈如弦四難牢而長者肝也弦牢者肝家之脈非病也然弦牢之中而有濡弱之象則肝平但有弦牢而無濡弱則肝病矣平人氣象論平肝脈來耎弱招招如揭長竿末梢曰肝平長竿末梢者耎弱之義也蓋木生於水而長於土水土溫和則木氣發達而榮

暢水土寒濕則木氣枯槁而弦牢木之爲義愈鬱則愈盛弦牢者木盛而土虛也弦爲裏濕支飲之阻衛陽則木氣抑遏而爲弦脈法支飲急弦是也牢爲外寒寒邪之束營陰則木氣鬱迫而爲牢脈法寒則牢堅是也弦亦爲寒脈法脈弦而大弦則爲減大則爲芤減則爲寒芤則爲虛金匱脈雙弦者寒也偏弦者飲也以寒水不生木是以寒也弦亦爲痛傷寒陽脈濇陰脈弦法當腹中急痛者先用小建中湯以風木而賊土是以痛也脈以胃氣爲本木得胃氣則和緩不得胃氣則弦牢平人氣象論平人之常氣稟於胃人無胃氣曰逆逆者死春胃微弦曰平弦多胃少曰肝病但弦無胃曰死所謂無胃氣者但得眞藏脈不得胃氣也病肝脈來如循長竿曰

肝病死肝脈來急益勁如新張弓弦曰肝死新張弓弦者弦牢之象肝家之真藏脈也

濡弱濡者如綿之耎耎而無力曰弱

濡弱者陽氣之衰也平人氣象論平肝脈來濡弱招招如揭長竿末梢曰肝平脈法肝者木也其脈微弦濡弱而長肝病自得濡弱者愈濡弱者肝家之脈非病也然耎弱之中而有弦牢之意則肝平但有濡弱而無弦牢則肝病矣玉機真藏論春脈如弦其氣耎弱輕虛而滑端直以長故曰弦端直以長者弦牢之意也蓋木生於水而長於土水氣不達固賴土氣達之土氣不升亦賴木氣升之冬令蟄藏水冰地坼一得春氣鼓盪則閉蟄起而百物生是木能克土而亦能扶土以

乙木之生意即已土之陽左旋而上發者也生意濡弱則土木之氣不能升達而肝脾俱病氣化於戊土而藏於肺血化於已土而藏於肝靈樞決氣脾藏營肝藏血肝脾者營血之原也濡弱則營血虛衰脈法諸濡亡血諸弱發熱血亡則熱發也傷寒脈濡而弱不可汗下以其血虛而陽敗也弦牢者木氣之太過濡弱者木氣之不及太過則侮人不及則人侮均能為病也

散伏

散伏者陰陽之闔闢也氣闢而不闔則脈散氣闔而不闢則脈伏散者氣泄而不藏也陰性聚而陽性散陽降於尺而化濁陰則脈沈聚陰升於寸而化清陽則脈浮散而聚散之權

則在於關闔者陰陽之關鎖其散而不至於飛揚者有闢以
闔之故散而能聚散而不聚則心病矣脈法傷寒欬逆上氣
其脈散者死謂其形損故也脈散者病家之大忌散脈一形
則氣血之脫亡在近精神之飛走不遠散見於寸猶可挽也
散見於尺無可醫矣伏者氣鬱而不發也陽性起而陰性伏
陰升於寸而化清陽則脈浮起陽降於尺而化濁陰則脈沈
伏而起伏之權則在於關闔者陰陽之關鎖其伏而不至於
閉結者有闔以闢之故伏而能起伏而不起則腎病矣凡積
聚癥瘕停痰宿水之疾脈必伏結十八難伏者脈行筋下也
浮者脈在肉上行也故脈浮結者外有痼疾脈伏結者內有
積聚金匱脈來細而附骨者乃積也寸口積在胸中微出寸

口積在喉中關上積在臍旁上關上積在心下微下關積在少腹尺中積在氣衝脉出左積在左脉出右積在右脉兩出積在中央非但積聚如是凡一經將病則一氣先伏肝病者木鬱心病者火鬱腎病者水鬱肺病者金鬱脾病者土鬱鬱則脉伏庚桑子人鬱則爲病至理妙言診一氣之欲伏則知一經之將病脉法伏氣之病以意候之此之謂也

動代

動代者陰陽之起止也氣欲發而不能則爲動氣中歇而不屬則爲代動者鬱勃而不息也脉法陰陽相搏名曰動陽動則汗出陰動則發熱若數脉見於關上上下無頭尾如豆大厥厥動搖者名曰動也關者中氣之變現陰陽之樞機陽自

此降而爲陰陰自此升而爲陽陰升於寸則遂其上浮之性不至爲動陽降於尺則遂其下沈之性不至爲動惟陰欲升脾土虛而不能升陽欲降胃土弱而不能降則二氣鬱於關上而見動形陰陽鬱勃不能升降是以動而不止也鬱勃之久不無勝負陽盛而動於關上則內泄營陰而汗出陰勝而動於關下則外閉衛陽而發熱熱發則汗不出汗出則熱不發汗出而熱發陰陽之勝負乃分方其動時陰陽鬱盪未知將來之孰勝而孰負也動見於土位木氣盤塞而莫達甲木不降乃懸虛而爲驚乙木不升乃衝擊而爲痛甲乙橫逆而賊戊己則土氣敗矣代者斷續而不聯也靈樞根結一日一夜五十營以營五藏之精不應數者名曰狂生五十動而不

一代者五藏皆受氣四十動一代者一藏無氣三十動一代者二藏無氣二十動一代者三藏無氣十動一代者四藏無氣不滿十動一代者五藏無氣與之短期與之短期者乍踈乍數也乍踈乍數者斷續之象也盖呼吸者氣之所以升降也心肺主呼腎肝主吸脾居呼吸之間呼則氣升於心肺吸則氣降於腎肝呼吸定息經脈五動故十息之間五十動內卽可以候五藏之氣一藏無氣則脈必代矣十一難脈不滿五十動而一止一藏無氣者何藏也吸者隨陰入呼者因陽出今吸不能至腎至肝而還故知一藏無氣者腎氣先盡也由腎而肝由肝而脾由脾而心由心而肺可類推矣代脈一見死期在近不可治也代爲死脈與脾脈代之代不同脾脈代者脾不主時隨四時而更代也此

爲病
脈

四聖心源卷四

昌邑黄元御坤載著

人不能有生而無死，而死多不盡其年。外有伐性之斧，内有腐腸之藥，重以萬念紛馳，百感憂勞，往往未壯而衰，未老而病。顧保鍊不謹，既失之東隅，而醫藥無差，冀挽之桑榆。古聖不作，醫法中乖，貴陰賤陽，反經背道，輕則飲藥而病加，重乃逢醫而人廢。金將軍且將玉碎，石學士未必瓦全。歎豎子之侵陵，痛鬼伯之催促，書窮燭滅，百慨俱集，作勞傷解。

勞傷解

中氣

脾爲己土，以太陰而主升；胃爲戊土，以陽明而主降。升降之權則在陰陽之交是謂中氣胃主受盛脾主消化中氣旺則胃降而善納脾升而善磨水穀腐熟精氣滋生所以無病脾升則腎肝亦升故水木不鬱胃降則心肺亦降故金火不滯火降則水不下寒水升則火不上熱平人下溫而上清者以中氣之善運也中氣衰則升降窒腎水下寒而精病心火上炎而神病肝木左鬱而血病肺金右滯而氣病神病則驚怯而不寧精病則遺泄而不秘血病則凝瘀而不流氣病則痞塞而不宣四維之病悉因於中氣中氣者和濟水火之機升降金木之軸道家謂之黃婆嬰兒姹女之交非媒不得其義精矣醫書不解滋陰泄火伐削中氣故病不皆死而藥不一生蓋足太陰脾以濕土主令足陽明胃從燥金化氣是以陽

明之燥不敵太陰之濕及其病也胃陽衰而脾陰旺十人之中濕居八九而不止也胃主降濁脾主升清濕則中氣不運升降反作清陽下陷濁陰上逆人之衰老病死莫不由此以故醫家之藥首在中氣中氣在二土之交土生於火而火死於水火盛則土燥水盛則土濕泄水補火扶陽抑陰使中氣輪轉清濁復位却病延年之法莫妙於此矣

黃芽湯

人參三錢 甘草二錢炙 茯苓二錢 乾薑二錢

煎大半盃溫服　中氣之治崇陽補火則宜參薑培土泄水則宜甘苓其有心火上炎荒悸煩亂則加黃連白芍以淸心腎水下寒遺泄滑溏則加附子川椒以溫腎肝血左

鬱凝澀不行則加桂枝丹皮以舒肝肺氣右滯痞悶不通則加陳皮杏仁以理肺四維之病另有專方此四維之根本也

陰陽

中氣升降是生陰陽陰陽二氣上下迴周陰位於下而下自左升則爲清陽陽位於上而上自右降則爲濁陰清陽生發於木火則不至於下陷濁陰收藏於金水則不至於上逆清氣之不陷者陽噓於上也濁氣之不逆者陰吸於下也濁氣不逆則陽降而化陰陽根下潛而不上飛清氣不陷則陰升而化陽陰根上秘而不下走彼此互根上下環抱是曰平人而清氣之左升賴乎陰中之陽生陽生則浮動而親上權在

己土濁陰之右降賴乎陽中之陰生陰生則沈靜而親下權在戊土戊己升降全憑中氣中氣一敗則己土不升而清陽下陷戊土不降而濁氣上逆此陰虛陽虛所由來也

陰虛

陰盛於下而生於上火中之液是曰陰根陰液滋息爰生金水陰性沈靜其根一生則沈靜而親下者性也是以金收而水藏而金水之收藏全賴胃土之降胃土右降金收於西而水藏於北陽氣蟄封此木火生長之根本也胃土不降金水失收藏之政君相二火泄露而升炎心液消耗則上熱而病陰虛人知其金水之虧而不知其胃土之弱胃以陽體而含陰魄旺則氣化而陰生以氣統於肺而實化於胃肺氣清降

而產陰精即胃土之右轉而變化者也是宜降肺胃以助收藏未可徒滋心液也

地魄湯

甘草二錢炙　半夏三錢製　麥冬三錢去心　芍藥三錢　五味子一錢研　元參三錢　牡蠣三錢煅研

煎大半盃溫服　水爲陰而陰生於肺胃胃逆而肺金不斂君相升泄則心液消亡而陰無生化之原麥冬芍藥雙清君相之火半夏五味降攝肺胃之逆元參清金而益水牡蠣斂神而藏精若熱傷肺氣不能化水則用人參黃耆益氣生水以培陰精之原此補陰之法也

陽虛

陽盛於上而生於下水中之氣是曰陽根陽氣長養爰生木
火陽性浮動其根一生則浮動而親上者性也是以木生而
火長而木火之生長全賴脾土之升脾土左升木生於東而
火長於南純陽之位陰氣萌滋此金水收藏之根本也脾土
不升木火失生長之政一陽淪陷腎氣澌亡則下寒而病陽
虛人知其木火之衰而不知其脾土之弱脾以陰體而抱陽
魂旺則血生而神化以血藏於肝而實生於脾肝血温升而
化陽神即脾土之左旋而變化者也是宜升肝脾以助生長
不止徒温腎氣也

天魂湯

甘草二錢　桂枝三錢　茯苓三錢　乾薑三錢　人參三錢　附子三錢

煎大半盃溫服　火爲陽而陽升於肝脾脾陷而肝木不生溫氣頹敗則陽無生化之源脾陷之根因於土濕土濕之由原於水寒甘草茯苓培土而泄濕乾薑附子暖脾而溫腎人參桂枝達木而扶陽若肝血虛弱不能生火則用歸地首烏以培陽神之原以火清則神發血者神魂之母也夫純陽則仙純陰則鬼陽盛則壯陰盛則病病於陰虛者千百之一病於陽虛者盡人皆是也後世醫術乖訛乃開滋陰之門率以陽虛之人而投補陰之藥禍流今古甚可恨也

陰脫

陽自右降降於坎府而化濁陰則又名陽氣是謂陽根陽性

溫和而升散陰氣左升而不陷者有此坎陽以闢之也其升散之權全在於脾脾氣不升則精血馳走而陰脫二十難曰脫陰者目盲目者陽明所發陽根於坎坎水陰也而中抱陽氣坎陽溫升而生肝木肝藏血而舍魂魂即血中溫氣之漸靈者溫化而爲熱則魂化而爲神陽神發露上開雙竅而爲兩目目乃陽神之所出入而游行也陰脫者陽根澌敗精血失藏魂神不能發露是以目盲凡人之清旦目盲者是其陰氣亡脫定主死期不遠名爲脫陰而實以陽根之敗素問所謂目受血而能視者亦是此理後人不解經義眼科書數千百部悉以滋陰涼血泄火伐陽敗其神明以致眼病之家逢醫則盲醫理元奧非上智不解乃以俗腐庸妄之徒無知造

孽以禍生靈可恨極矣

烏肝湯

甘草二錢　人參三錢　茯苓三錢　桂枝三錢　乾薑三錢　附子三錢炮　首烏三錢蒸

芍藥三錢

煎大盃溫服

陽脫

陰自左升升於離位而化清陽則又含陰精是謂陰根陰性清肅而降斂陽氣右降而不逆者有此離陰以翕之也其降斂之機全在於胃胃氣不降則神氣飛騰而陽脫二十難曰脫陽者見鬼仙爲純陽鬼爲純陰人居陰陽之半仙鬼之交陽脫則人將爲鬼同氣相感是以見之凡人之白晝見鬼者

是其陽氣亡脫亦將續登鬼錄矣

兎髓湯

甘草二錢 人參三錢 五味一錢 半夏三錢 龍骨三錢煅研 牡蠣三錢煅研 元參三錢

附子三錢

煎大半盃溫服　陽脫則白日見鬼陰脫則清旦目盲陰陽既脫無方可醫於其將脫之前當見機而預防也

精神

神胎於魂而發於心而實根於坎陽精孕於魄而藏於腎而實根於離陰陰根上抱是以神發而不飛揚陽根下蟄是以精藏而不馳走陽神發達恃木火之生長而究賴太陰之升陰精閉蟄資金水之收藏而終藉陽明之降太陰陽明所以

降金水以吸陽神升木火以噓陰精者也陽明不降則火金浮升而神飄於上太陰不升則水木沈陷而精遺於下盍陽中有陰則神清而善發陰中有陽則精温而能藏脾陷則精不交神胃逆則神不交精陽神飛蕩故生驚悸陰精馳走故病遺泄陰升陽降權在中氣中氣衰敗升降失職金水廢其收藏木火鬱其生長此精神所以分離而病作也培養中氣降肺胃以助金水之收藏升肝脾以益木火之生長則精秘而神安矣

神驚

神發於心而交於腎則神清而不搖神不交精是生驚悸其原由於膽胃之不降乙木上行而生君火甲木下行而化相

火升則爲君而降則爲相雖異體而殊名實一本而同原也相火之降賴乎胃土胃氣右轉陽隨土蟄相火下根是以膽壯而神謐相火即君火之佐相火下秘則君火根深而不飛動是以心定而神安胃土不降相火失根虛浮驚怯神宇不寧緣君相同氣臣敗而君危故魂搖而神蕩也陽神秘藏則甘寢而善記陽泄而不藏故善忘而不寐也胃土之不降由於脾土之濕足陽明化氣於燥金性清降而收斂金收而水藏之故陽蟄於坎府濕則胃土上鬱收令不行故火泄而陽飛也火炎於上腎水沈寒陰凝氣結久而彌堅歷年增長狀如懷子是謂奔豚奔豚者腎肝之陰氣聚而不散者也水寒木枯鬱而生風搖撼不已則心下悸動悸見臍下則根本振

搖奔豚發矣奔豚上騰侮土陵心發作欲死最爲劇證數年之後漸而火敗土崩則人死矣大凡脾腎寒濕無不有驚悸之證驚悸不愈必生奔豚積塊此皆中氣虧損陰盛陽虛之病也庸工不解以爲心血不足乃以歸脾補心之方清涼滋潤助陰伐陽百不一生最可傷也少陽相火其性甚烈而驚悸之家則陽敗而火熄非少陽之旺也其相火極旺如小建中炙甘草兩證乃少陽傷寒將傳陽明故以芍藥生地泄膽胃之燥熱內傷中此證頗少也

金鼎湯

甘草二錢 茯苓三錢 半夏三錢 桂枝三錢 芍藥三錢 龍骨二錢 牡蠣三錢

煎大半盃溫服 驚悸之證土濕胃逆相火不藏應用茯

苓去濕半夏降胃桂枝達肝芍藥斂膽龍骨牡蠣藏精聚
神以蟄陽根陽降根深則魂謐神安驚悸不作矣其上熱
者倍芍藥以清膽火下寒者加附子以溫腎水若病重年
深奔豚凝結少腹氣塊堅鞕澌寒此陰邪已盛緩用附子
當燥土去濕調其脾胃後以溫燥之藥熬膏貼之詳具奔
豚證中

精遺

精藏於腎而交於心則精溫而不走精不交神乃病遺泄其
原由於肝脾之不升丙火下行而化壬水癸水上行而化丁
火壬水主藏陽歸地下者壬水之蟄藏也壬水非寒則不藏
陰陽之性熱則發揚而寒則凝閉自然之理壬水蟄藏陽秘

於內則癸水温暖温氣左升是生乙木升而不已積温成熱是謂丁火水之生木而化火者以其温也木火生長陽氣發達陰精和煦故不陷流壬水失藏則陽泄而腎寒水寒不能生木木氣下鬱則生疏泄木以疏泄爲性愈鬱則愈欲泄以其生意不遂時欲發舒之故也遇夜半陽生木鬱愈動則夢交接木能疏泄而水不蟄藏是以流溢不止也甚有木鬱而生下熱宗筋常舉精液時流庸工以爲相火之旺用知母黃蘗泄之是益其癸水之寒而增其乙木之陷也乙木之升權在己土木生於水而實長於土土運則木達以脾陽升布寒去温回冰泮春生百卉榮華故也蓋戊土西降則化辛金北行則化癸水己土東行則化乙木南行則化丁火金水之收

藏實胃陰之右轉木火之生長即脾陽之左旋也土濕陽衰生氣不達是以木陷而不升人知壬水之失藏而不知乙木之不生知乙木之不生而不知已土之弗運乃以清涼固澀之品敗其脾陽而遏其生氣病隨藥增愈難挽矣

玉池湯

甘草二錢 茯苓三錢 桂枝三錢 芍藥三錢 龍骨二錢 牡蠣三錢 附子三錢 砂仁一錢炒研去皮

煎大半盃溫服 遺精之證腎寒脾濕木鬱風動甘草茯苓培土泄濕桂枝芍藥疏木清風附子砂仁暖水行鬱龍骨牡蠣藏精斂神水土暖燥木氣升達風靜鬱消遺泄自止其濕旺木鬱而生下熱倍茯苓白芍加澤瀉丹皮泄脾

濕而清肝熱不可謬用清涼滋潤敗其脾腎之陽蓋腎精遺失泄其陽根久而温氣亡脫水愈寒而土愈濕火土雙虧中氣必敗未有失精之家陰虛而生燥熱者其木鬱下熱脾陽未虧清其肝火不至為害若脾陽已虧誤用清潤則土敗而人亡矣仲景金匱亡血失精之義後人一絲不解也

靈雪丹

甘草　薄荷　甘遂　朝腦　陽起石　紫蘇葉各三錢

共研碗盛紙糊口細錐紙上密刺小孔另用碟覆碗上碗邊寬餘半指黑豆麵固濟砂鍋底鋪粗砂加水坐碗砂上出水一寸炭火煮五香水耗常添熱水水冷取出入麝香

少許研細蟾酥少許人乳浸化蔥涕官粉煉蜜爲丸菉豆大磁瓶封收津水研半丸掌上塗玉麈頭約一兩時麈頂蘇麻便是藥力透徹秘精不泄甚有良功若遺泄不止勢在危急先煉此藥封之日落研塗一夜不走腎精保固徐用湯丸

氣血

氣統於肺血藏於肝而總化於中氣胃陽右轉而化氣氣降則精生陰化於陽也脾陰左旋而生血血升則神化陽生於陰也精未結而魄先凝故魄舍於肺氣魄者腎精之始基也神未發而魂先見故魂舍於肝血魂者心神之初氣也氣陽也而含陰魄是以清涼而降斂血陰也而吐陽魂是以溫暖

而升發及其魂升而神化則又降而爲氣魄降而精生則又升而爲血蓋精血溫升則蒸騰而化神氣神氣淸降則灑陳而化精血精血神氣實一物也悉由於中氣之變化耳火金上熱則神氣飛揚而不守水木下寒則精血泄溢而莫藏故補養神氣則宜淸涼而滋益精血則宜溫暖氣秉辛金淸涼之性淸則調暢熱則鬱蒸暢則沖虛鬱則滯塞滯塞而不降故病上逆血秉乙木溫暖之性溫則流行寒則凝瘀行則鮮明瘀則腐敗腐敗而不升故病下陷氣滯之家胸膈脹滿痰嗽喘逆半緣上中之虛熱血瘀之人紫黑成塊盃碗傾泄多因中下之虛寒下寒則肺氣之降於肝部者亦遂陷泄而不升上熱則肝血之升於肺家者亦遂逆流而不降此氣血致

病之原也

氣滯

肺主藏氣凡藏府絡經之氣皆肺家之所播宣也氣以清降爲性以心火右轉則化肺氣肺氣方化而已胎陰魄故其性清肅而降斂實則順降虛則逆升降則冲虛升則窒塞君相之火下根癸水肺氣斂之也肺氣上逆收令不行君相升泄而刑辛金則生上熱凡痞悶噯喘吐衄痰嗽之證皆緣肺氣不降而肺氣不降之原則生於胃胃土逆升濁氣塡塞故肺無下降之路肺胃不降君相升炎火不根水必生下寒氣滯之證其上宜涼其下宜暖涼則金收暖則水藏清肺熱而降胃逆固是定法但不可以寒涼之劑泄陽根而敗胃氣蓋胃

逆之由全因土濕土濕則中氣不運是以陽明不降但用清潤之藥滋中濕而益下寒則肺胃愈逆上熱彌增無有愈期也

下氣湯

甘草二錢　半夏三錢　五味一錢　茯苓三錢　杏仁三錢泡去皮尖　貝母二錢去心　芍藥二錢　橘皮二錢

煎大半盃温服治滯在胸膈右肋者

氣積

肺藏氣而性收斂氣病則積聚而不散而肝氣之積聚較多於肺肺氣積聚則痞塞於心胸肝氣積聚則滯結於臍腹蓋氣在上焦則宜降而既降於下則又宜升升者肝之所司以

肝木主升生氣旺則氣升生氣不足故氣陷而下鬱也而肝氣之下鬱總由太陰之弱以氣秉金令但能降而不能升降而不至於下陷者恃肝木之善達肝木之善達者脾土之左旋也氣盛於肺胃而虛於肝脾故肺氣可泄而肝氣不可泄氣積胸膈右肋宜泄肺胃以降之氣積臍腹左脇宜補肝脾以升之此化積調氣之法也

達鬱湯

桂枝三錢 鱉甲三錢醋炙焦研 甘草二錢 茯苓三錢 乾薑三錢 砂仁一錢

煎大半盃溫服治積在臍腹左脇者 肺胃積氣在胸膈右肋肝脾積氣在胸腹左脇皆中氣虛敗之病也補之則愈悶破之則愈結蓋其本益虛其標益實破之其本更虛

補之其標更實是以俱不能效善治者肺胃之積泄多而補少肝脾之積補多而泄少半補而半行之補不至於壅閉行不至於削伐正氣漸旺則積聚消磨矣

血瘀

肝主藏血凡臟府經絡之血皆肝家之所灌注也血以溫升爲性緣腎水左旋則生肝血肝血方生而已抱陽魂故其性溫和而升散實則直升虛則遏陷升則流暢陷則凝瘀蓋血中溫氣化火之本而溫氣之原則根於坎中之陽坎陽虛虧不能發生乙木溫氣衰損故木陷而血瘀久而失其華鮮是以紅變而紫紫變而黑木主五色凡肌膚枯槁目眥青黑者皆是肝血之瘀而肝血不升之原則在於脾脾土滯陷生氣

遏抑故肝無上達之路肝脾不升原因陽衰陰旺多生下寒而温氣抑鬱火胎淪陷往往變而爲熱然熱在於肝而脾腎兩家則全是濕寒不可專用清潤至於温氣頽敗下熱不作者十之六七未可概論也血瘀之證其下宜温而上宜清温則木生清則火長若木鬱而爲熱乃變温而爲清而脾腎之藥則純宜温燥無有二法以脾陷之由全因土濕土濕之故全因水寒腎寒脾濕則中氣不運是以太陰不升水土濕寒中氣堙鬱君相失根半生上熱若誤認陰虚滋濕生寒夭枉人命百不一救也

破瘀湯

甘草二錢 茯苓三錢 丹皮三錢 桂枝三錢 丹參三錢 桃仁三錢泡去皮尖 乾薑三錢

首烏三錢蒸

煎大半盃溫服

血脫

肝藏血而性疏泄血病則脫亡而不守未脫之先溫氣虛虧凝瘀不流瘀少則結積而不下瘀多則注泄而莫藏凡便溺流瀉崩漏不禁紫黑成塊腐敗不鮮者皆陽虛而木陷血瘀而弗容也蓋木性善達水土寒濕生氣不達是以血瘀木鬱風動疏泄不斂是以血脫而肺血之脫亡較多於肝肝血下脫則遺泄於便溺肺血上流則吐衄於口鼻以血在下焦則宜升而既升於上則又宜降降者肺之所司緣肺金主收收氣盛則血降收氣不足故血湧而上溢也而肺血之上溢總

由陽明之虛以血秉木氣但能升而不能降升而不至於上溢者恃肺金之善斂肺金之收斂者胃土之右轉也血盛於肝脾而虛於肺胃其脫於便溺則由肝脾之寒其脫於口鼻或緣肺胃之熱而陽衰土濕中氣頹敗實爲脫血之根若專用清涼滋潤助陰伐陽以敗中氣人隨藥殞百不一生此非血病之必死皆粗工之罪也

衄血

肺竅於鼻肺氣降斂則血不上溢肺氣逆行收斂失政是以爲衄其原因於胃土之不降靈樞百病始生卒然多食飲則腸滿起居不節用力過度則絡脈傷陽絡傷則血外溢血外溢則衄血陰絡傷則血內溢血內溢則後血衄血者陽絡之

傷則營血逆流而衛氣不能斂也肺主衛氣其性收斂血升而不溢者賴衛氣斂之而衛氣之斂由於肺降降則收令行也而肺氣之降機在胃土胃土上壅肺無降路收令失政君相升泄肺金被刑營血不斂故病鼻衄而火炎金傷不皆實熱多有中下濕寒胃逆而火泄者至於並無上熱而鼻衄時作則全因土敗而胃逆未可清金而泄火也外感傷寒之衄亦非關火盛緣寒傷營血營鬱而衛閉衛氣壅遏蓄而莫容逆循鼻竅以泄積鬱衛氣升發故衝營血而為衄證衄則衛鬱泄而表病解原非火旺金刑之故也

仙露湯

麥冬三錢 五味一錢 貝母二錢 半夏三錢 柏葉三錢 甘草二錢 芍藥三錢 杏仁

三錢

煎大半盃溫服　衄血之證火泄金刑氣傷血沸宜清金斂肺以回逆流而必並降胃氣降胃必用半夏近世誤以血證爲陰虛半夏性燥不宜血家非通人之論也若上熱非盛而衄證時作則全因中下濕寒當加乾薑茯苓溫燥之藥若大衄之後氣泄陽亡厥逆寒冷宜加參耆薑附以續微陽清潤之藥切不可用

吐血

血斂於肺而降於胃肺氣能收則鼻不衄胃氣善降則口不吐肺氣莫收經絡之血乃從鼻衄胃氣莫降藏府之血因自口吐而肺氣之斂亦因胃氣之降吐衄之證總以降胃爲主

胃氣不降原於土濕土濕之由原於寒水之旺水寒土濕中氣堙鬱血不流行故凝瘀而紫黑蓄積莫容勢必外脫土鬱而無下行之路是以上自口出凡嘔吐瘀血紫黑成塊皆土敗陽虛中下濕寒之證瘀血去後寒濕愈增往往食減而不消飲少而不化一旦土崩而陽絕則性命傾殞故大吐瘀血之家多至於死其血色紅鮮者則緣肺熱然始因上熱而究變中寒以血藏於肝而肝木生火心火之熱即血中之溫氣所化血去而血中之溫氣亡泄是以大失血後寒慄而戰搖也而其上熱之時推其中下亦是濕寒蓋君相之火隨戊土下降而歸坎水則上清而下暖胃土不降則君相升泄非戊土之逆而火何以升非己土之濕而胃何以逆非癸水之寒

而土何以濕胃逆火泄升炎於上而坎陽絕根其腎水必寒寒水泛濫其脾土必濕理自然也若夫零星咯吐見於痰唾之中者其證稍緩以血去非多則氣泄有限雖亦中下寒濕而一時不至困敗但一遭庸手以服清潤敗其中氣則亦歸死亡耳血證是虛勞大病半死半生十僅救五而唐後醫書皆滋陰泄火今古雷同百不救一實可哀也

靈雨湯

甘草二錢 人參二錢 茯苓三錢 半夏三錢 乾薑三錢 柏葉三錢 丹皮三錢

煎大半盃溫服治大吐瘀血者　吐血之證中下濕寒凝瘀上湧用人參甘草補中培土茯苓乾薑去濕溫寒柏葉清金斂血丹皮疏木行瘀自是不易之法尤當重用半夏

以降胃逆血本下行肺胃既逆血無下行之路陳菀腐敗勢必上湧舊血既去新血又瘀逆行上竅遂成熟路再投清潤之藥助其寒濕中氣敗亡速之死矣若溫中燥土令其陽回濕去復以半夏降逆使胃氣下行瘀血既吐鮮血自不再來若下寒甚者蜀椒附子亦當大用其零星咯吐紅鮮不凝雖有上熱亦非實火稍加麥冬貝母略清肺熱總以泄濕培土爲主不可過用苦寒也

白茅湯

人參二錢　甘草二錢　茯苓三錢　半夏三錢　麥冬去心三錢　茅根三錢　芍藥三錢　五味子一錢

煎大半盃溫服治零星吐鮮血者　血之零吐紅鮮者雖

緣土濕胃逆而肺家不無上熱泄濕降逆之中自宜加清肺之藥若相火極旺則加黃芩而倍芍藥仲景三黃瀉心湯是治相火之極旺者但此等頗少未易輕用若上熱不敵下寒之劇當大溫水土清潤諸法切不可用也

便血

血生於脾藏於肝肝脾陽旺血溫而升故不下泄水寒土濕脾陷木鬱風動而行疏泄之令則後脫於大便陽氣收斂則土溫而水暖其脾濕而腎寒者庚金之收令不行也後世以為腸風而用清潤脾陽愈敗而愈陷無有止期也其肝脾陽敗紫黑瘀腐當補火燥土以回殘陽暖血溫肝而升鬱陷若痔漏脫肛之治亦依此法通之

桂枝黃土湯

甘草二錢 白朮三錢 附子三錢 阿膠三錢 地黃三錢 黃芩二錢 桂枝二錢 竈中黃土三錢

煎大半盃溫服 便血之證亦因水土寒濕木鬱風動之故仲景黃土湯朮甘附子培土溫寒膠地黃芩清風泄火相火黃土燥濕扶脾法莫善矣此加桂枝以達木鬱亦甚精密

溺血

水寒土濕脾陷木鬱風動而行疏泄穀道不收則後泄於大腸水道不斂則前淋於小便陽氣蟄藏則土溫而水暖其脾濕而腎寒者壬水之藏令不行也水性蟄藏木性疏泄水欲

藏而不能藏是以流漓而不止木欲泄而不能泄是以梗澁而不利緣木愈鬱則愈欲泄愈欲泄則愈鬱鬱生下熱小便赤數雖火盛之極而實以脾腎之陽虛泄濕燥土升木達鬱自是主法寒者温之熱者清之然熱在乙木不在脾土在肝則宜清涼至於脾家但宜温燥雖肝熱極盛不可泄其脾土也

寧波湯

甘草二錢 桂枝三錢 芍藥三錢 阿膠三錢 茯苓三錢 澤瀉三錢 梔子三錢 髮灰三錢猪脂煎研

煎大半盃温服 溺血與便血同理而木鬱較甚故梗澁痛楚苓澤甘草培土泄濕桂枝芍藥達木清風阿膠髮灰

滋肝行瘀梔子利水泄熱膀胱之熱若瘀血紫黑纍塊堅阻加丹皮桃仁之類行之此定法也

四聖心源卷五

昌邑黃元御坤載著

病不過內外感傷而雜病之傳變百出不窮感傷者百病之綱百病者感傷之目譬如水木源本則合而支派攸分雖殊途而同歸實一致而百慮先聖既往此道絕傳博考方書乖訛萬狀縱身若松柏未必後雕況資如蒲柳動輒零謝申之以雜病之侵淩益之以羣工之毒藥真輕塵之棲弱草朝露之落薤上矣痛昔親從凋亡手足傷毀荒草頹墳煙籠霧鎖感念存歿情何可言作雜病解

雜病解上

鼓脹根原

鼓脹者中氣之敗也肺主氣腎主水人身中半以上爲陽是

謂氣分中半以下爲陰是謂水分氣盛於上水盛於下陰陽之定位也而氣降則生水水升則化氣陰陽互根氣水循環究其轉運之樞全在中氣中氣一敗則氣不化水而抑鬱於下是謂氣鼓水不化氣而泛濫於上是爲水脹靈樞營衛生會上焦如霧中焦如漚下焦如瀆上焦氣盛故如霧露之空濛下焦水盛故如川瀆之注瀉而氣水變化之原出於中焦中焦者氣水之交氣方升而水方降水欲成氣氣欲成水氣水未分故其形如漚氣之化水由於肺胃水之化氣由於肝脾肺胃右降則陰生故清涼而化水氣不化水者肺胃之不降也肝脾左升則陽生故溫暖而化氣水不化氣者肝脾之不升也氣不化水則左陷於下而爲氣鼓水不化氣則右逆

於上而爲水脹而其根總因土濕而陽敗濕土不運則金木鬱而升降窒故也

氣鼓

氣從上降而推原其本實自下升坎中之陽氣之根也氣升於肝脾肝脾左旋温暖而化清陽是氣升於水分也肝脾不升陰分之氣堙鬱而下陷故臍以下腫木性善達其發達而不鬱者水温土燥而陽升也水寒土濕脾陽下陷肝木不達抑遏而尅脾土肝脾鬱迫而不升運是以凝滯而爲脹滿肝氣不達鬱而生熱傳於脾土脾土受之以其濕熱傳於膀胱五行之性病則傳其所勝勢固然也土燥則木達而水清土濕則氣滯不能生水木鬱不能泄水故水道不利加之以熱

故淋濇而黃赤脾土既陷胃土必逆脾陷則肝木下鬱胃逆則膽火上鬱其下熱者肝木之不升也其上熱者膽火之不降也病本則屬濕寒而病標則爲濕熱宜泄濕行鬱補脾陽而達木氣清利膀胱之鬱熱也

桂枝薑砂湯

茯苓三錢　澤瀉三錢　桂枝三錢　芍藥三錢　甘草三錢炙　砂仁一錢炒研　乾薑三錢

煎大半盃入砂仁略煎去渣入西瓜漿一湯匙温服　膀胱濕熱小便紅澁者加梔子清之脾肺濕旺化生鬱濁腐敗膠粘不得下行宜用瓜蒂散行其痰飲在下則泄利而出在上則嘔吐而出去其菀陳然後調之　續隨子仁最下痰飲用白者十數粒研碎去油服之痰水即下

瓜蒂散

瓜蒂二十個研　赤小豆三錢研　香豉三錢研

熱水一盃煮香豉令濃去渣調二末温服取吐下爲度病重人虛者不可服此當用葶藶散

水脹

水從下升而推原其本實自上降離中之陰水之根也水降於肺胃肺胃右轉淸涼而化濁陰是水降於氣分也肺胃不降陽分之水淫泆而上逆故臍以上腫金性喜斂其收斂而不鬱者陽明胃土之降也土濕胃逆肺無降路陽分之水不得下行陰分之水反得上泛水入於肺宗氣隔礙則爲喘滿水入於經衛氣壅阻則爲腫脹水生於肺而統於腎藏於膀

胱而泄於肝腎與膀胱之府相爲表裏飲入於胃脾陽蒸動化爲霧氣而上歸於肺肺金清肅霧氣灑揚充灌於經絡熏澤於皮膚氤氳鬱靄化爲雨露及乎中焦以下則注集滂沛勢如江漢矣膀胱者水之壑也肺氣化水傳於膀胱肝氣疏泄水竅清通是以腫脹不作膀胱之竅清則開而熱則閉靈樞三焦者入絡膀胱約下焦實則閉癃虛則遺溺其虛而遺溺者相火之下虛也其實而閉癃者非相火之下實也以腎主蟄藏腎氣能藏則相火秘固而膀胱清腎氣不藏則相火泄露而膀胱熱相火蟄藏膀胱清利是謂之實膀胱之熱者相火泄於腎藏而陷於膀胱也相火藏於腎水原不泄露其泄而不藏者過在乙木木性疏泄疏泄之令暢則但能泄水

而不至泄火水寒土濕生氣鬱遏疏泄之令不行而愈欲疏泄故相火不得秘藏泄而不通故水道不能清利相火之陷其原在肝肝氣之陷其原在脾肝脾鬱陷合相火而生下熱傳於己土己土以其濕熱傳於膀胱是以淋澁而赤黃也膀胱閉癃水不歸壑故逆行於胸腹浸淫於經絡而腫脹作焉水熱穴論其本在腎其標在肺皆積水也故水病下爲胕腫大腹上爲喘呼不得臥者標本俱病其本之在藏者宜泄之於膀胱其標之在經者宜泄之於汗孔汗溺之行總以燥土疏木爲主水病之作雖在肺腎兩藏而土濕木鬱乃其根本也

苓桂浮萍湯

茯苓三錢　澤瀉三錢　半夏三錢　杏仁三錢　甘草二錢　浮萍三錢　桂枝三錢

煎大半盃，熱服，覆衣取汗。中氣虛，加人參；寒，加乾薑；肺熱，加麥冬、貝母。

苓桂阿膠湯

茯苓三錢　澤瀉三錢　甘草二錢　桂枝三錢　阿膠三錢

煎大半盃，熱服。小便不清，加西瓜漿；熱，加梔子；中虛，加人參；寒，加乾薑。乙木遏陷，疏泄不行，陽敗土濕，不能制伏水邪，故病腫脹。泄濕燥土，疏木行水，是定法也。後世八味加減之方，地黃助脾之濕，附子益肝之熱，肝脾未至極敗，服之可效，肝脾病深，則不效而反益其害，最誤人也。

氣位於上，水位於下，氣之在上，雖壅滿鬱遏而不至於脹惟下陷而不升則病氣鼓水之在下雖停瘀凝結而弗至於腫惟上逆而不降則病水脹腫在身半以上者水脹也脹在身半以下者氣鼓也其一身俱至腫脹者氣病於下而水病於上也氣水交病則氣中亦有積水水中不無滯氣總之氣不離水水不離氣氣滯則水凝水積則氣聚氣病於下者其水道必不利水病於上者其氣道必不通仲景金匱水氣之法腰以上腫當發其汗汗發則氣通而水亦泄腰以下腫當利小便便利則水行而氣亦達矣

噎膈根原

噎膈者陽衰土濕上下之竅俱閉也脾陽左升則下竅能開胃陰右降則上竅不閉下竅開故舊穀善出上竅開故新穀

善納新舊遞嬗出納無阻氣化循環所以無病其上下之開
全在中氣中氣虛敗濕土湮塞則肝脾遏陷下竅閉澁而不
出肺胃衝逆上竅梗阻而不納是故便結而溺癃飲咳而食
格也緣氣之爲性實則清空虛則滯塞胃主降濁脾主升清
胃降則濁氣下傳上竅清空而無礙是以善納脾升則清氣
上行下竅洞達而莫壅是以善出胃逆則肺金不降濁氣鬱
塞而不納脾陷則肝木不升清氣澀結而不出以陽衰土濕
中氣不運故脾陷而杜其下竅胃逆而窒其上竅升降之樞
軸俱廢出納之機緘皆息也其糟粕之不出全因脾陷而肝
鬱而穀食之不納則不止胃逆而肺壅兼有甲木之邪焉甲
木逆行克賊戊土土木摶結肺無下行之路霧氣堙瘀化生

痰涎胸膈滯塞故食噎不下肺津化痰不能下潤水穀二竅枯槁失滋而乙木之疏泄莫遂故便溺艱澁總緣中氣不治所以升降反作出納無靈也

苓桂半夏湯

茯苓三錢 澤瀉三錢 甘草二錢 桂枝三錢 半夏三錢 乾薑三錢 生薑三錢 芍藥三錢

煎大半盃溫服　噎病胸膈滯塞霧氣淫蒸而化痰飲上脘不開加以痰涎膠粘故食阻不下法宜重用半夏以降胃氣痰盛者加茯苓橘皮行其瘀濁生薑取汁多用益善痰飲極旺用瓜蒂散吐其宿痰下其停飲胸膈洗蕩腐敗清空則飲食漸下矣　胸膈之痞緣肺胃上逆濁氣不降

而其中全是少陽甲木之邪益胃逆則肺膽俱無降路膽木盤結不得下行經氣鬱迫是以胸脇痛楚當以甘草緩其迫急芍藥泄其木邪柴胡鱉甲散其結鬱若兼風木枯燥則加阿膠當歸滋木清風其痛自差　其大便燥結糞粒堅鞕緣土濕胃逆肺鬱痰盛不能化生津液以滋大腸大腸以陽明燥金之府枯槁失滋自應艱澁而陰凝氣閉下竅不開重以飲食非多消化不速穀滓有限未能充滿胃腸順行而下益以肝木鬱陷關竅堵塞疏泄之令不行是以便難此宜以乾薑砂仁溫中破滯益脾陽而開腸竅以桂枝達木鬱而行疏泄乾澁難下者重用肉蓯蓉以滑腸竅白蜜亦佳木枯血燥不能疏泄加阿膠當歸滋其風

木　其小便紅澀緣肺鬱痰盛不能生水以滲膀胱而土濕木鬱疏泄不行故水道不利此宜苓澤桂枝泄濕疏木以通前竅甚者用猪苓湯加桂枝猪茯滑澤泄濕燥土桂枝阿膠疏木清風水道自利噎家痰多溲少全是土濕濕土莫運肝不升達是以溺癃肺不降斂是以痰盛泄濕以苓澤爲主佐以利肺疏肝之品則痰消而溲長矣　下竅閉塞濁無泄路痞鬱胸膈食自難下下竅續開胸膈濁氣漸有去路上脘自開再以疏利之品去其胸中腐敗食無不下之理而上下之開總以溫中燥土爲主土氣溫燥胃不上逆則肺降而噎開脾不下陷則肝升而便利矣庸工以爲陰虛燥旺用地黄牛乳滋潤之藥更可誅者至用大

黃噎病之人百不一生尚可壽及一年者若服湯藥則數月死矣醫法失傳千古不得解人能悟此理則病去年增不得死矣

反胃根原

反胃者陽衰土濕下脘之不開也飲食容納賴於胃陰之降水穀消磨藉乎脾陽之升中氣健旺則胃降而善納脾升而善磨水穀化消關門洞啟精華之上奉者清空無滯是以痰涎不生渣滓之下達者傳送無阻是以便溺不澁濕盛陽虧中氣虛敗戊土偏衰則能消而不能受己土偏弱則能受而不能消以陽含陰則性降降則化陰而司受盛故胃以陽土而主納陰含陽則氣升升則化陽而司消腐故脾以陰土而

主磨陽性開陰性閉戊土善納則胃陽上盛而竅開己土不磨則脾陰下旺而竅閉水穀善納上竅常開所以能食飲食不磨下竅常閉所以善吐蓋土性迴運氣化無停新故乘除頃刻莫間飲食不磨勢難久駐下行無路則逆而上涌自然之理也其便結者糟粕之傳送無多也隧竅閉澁而渣滓有限不能遽行蓄積既久而後破溢而下下而又閉閉而又下零星斷續不相聯屬及其遲日延時傳諸魄門則糞粒堅鞕形如彈丸緣大腸以燥金之府而肺津化痰不能下潤故燥澁而艱難也仲景金匱於反胃嘔吐垂大半夏之法補中降逆而潤腸燥反胃之聖方也若與茯苓四逆合用其效更神矣

薑苓半夏湯

人參三錢 半夏三錢 乾薑三錢 茯苓三錢 白蜜半盃

河水揚之二百四十遍煎大半盃入白蜜溫服　反胃與噎膈同理但上脘不閉耳全以溫中燥濕降逆開結爲主土燥陽回飲食消化自然不吐穀精下潤渣滓盛滿傳送無阻大便自易濕氣滲泄必由溲溺若肝氣不能疏泄加桂枝阿膠疏木清風利水滑腸之法依噎膈諸方無有異也

消渴根原

消渴者足厥陰之病也厥陰風木與少陽相火相爲表裏風木之性專欲疏泄土濕脾陷乙木遏抑疏泄不遂而強欲疏

泄則相火失其蟄藏手少陽三焦以相火主令足少陽膽從相火化氣手少陽陷於膀胱故下病淋癃足少陽逆於胸膈故上病消渴緣風火合邪津血耗傷是以燥渴也淋因肝脾之陷消因膽胃之逆脾陷而乙木不升是以病淋胃逆而甲木不降是以病消脾陷胃逆二氣不交則消病於上而淋病於下但是脾陷則淋而不消但是胃逆則消而不淋淋而不消者水藏而木不能泄也消而不淋者木泄而水不能藏也木不能泄則肝氣抑鬱而生熱膀胱熱澀故溲便不通水不能藏則腎陽泄露而生寒腎藏寒滑故水泉不止肝木生於腎水而胎心火火之熱者木之溫氣所化木之溫者水之陽根所發水主蟄藏木主疏泄木虛則遏抑子氣於母家故疏

泄不行而病淋澁木旺則盜泄母氣於子家故蟄藏失政而善溲溺素問氣厥論心移熱於肺肺消肺消者飲一溲二死不治此上下俱寒上寒則少飲下寒則多溲飲一溲二是精溺之各半也是以必死金匱男子消渴小便反多飲一斗小便一斗此下寒上熱下寒則善溲上熱則善飲飲一溲一是溺多而精少也則猶可治渴欲飲水小便不利者是消淋之兼病者也

腎氣丸

地黃二兩八錢　山萸一兩四錢　山藥一兩四錢　丹皮一兩　茯苓一兩　澤瀉一兩　桂枝三錢五分　附子三錢五分

煉蜜丸梧子大酒下十五丸日再服不知漸加　金匱消

渴飲一斗小便一斗上傷燥熱下病濕寒燥熱在肝肺之經濕寒在脾腎之藏腎氣丸茯苓澤瀉泄濕燥土地黃丹桂清風疏木附子温腎水之寒薯蕷歛腎精之泄消渴之神方也肝主疏泄木愈鬱而愈欲泄泄而不通則小便不利泄而失藏則水泉不止腎氣丸能縮小便之太過亦利小便之不通金匱小便一斗者主之小便不利者亦主之以其泄濕而燥土清風而疏木也

猪苓湯

猪苓三錢 茯苓三錢 澤瀉三錢 滑石三錢研 阿膠三錢

煎大半盃入阿膠消化温服治上消下淋者　上渴而下淋者土濕木鬱而生風燥猪苓滑澤泄濕燥土阿膠滋木

清風解渴通淋之良法也若木鬱不能疏泄宜加桂枝以
達木氣若消淋兼作而發熱脈浮者是土濕木鬱而感風
邪當以五苓發其汗也

桂附苓烏湯

茯苓三錢　澤瀉三錢　桂枝三錢　乾薑三錢　附子三錢　龍骨三錢煅研　牡蠣三錢煅研
首烏三錢蒸

煎大半盃温服治飲一溲二者　素問飲一溲二水寒土
濕木氣疏泄宜苓澤泄濕燥土薑附煖水温中桂枝首烏
達木榮肝龍骨牡蠣斂精攝溺病之初起可以救藥久則
不治

顛狂根原

顛狂者卽驚悸之重病也肝爲木其氣風其志怒其聲呼心爲火其氣熱其志喜其聲言肺爲金其氣燥其志悲其聲哭腎爲水其氣寒其志恐其聲呻脾爲土其氣濕其志憂其聲歌氣之方升而未升則怒已升則爲喜氣之方降而未降則悲已降則爲恐蓋陷於重淵之下志意幽淪是以恐作方其半陷則凄涼而爲悲悲者恐之先機也升於九天之上神氣暢達是以喜生方其半升則拂鬱而爲怒怒者喜之未遂也

凡人一藏之氣偏盛則一藏之志偏見而一藏之聲偏發顛病者安靜而多悲恐肺腎之氣旺也狂病者躁動而多喜怒肝心之氣旺也肺腎爲陰肝心爲陽二十難曰重陰者顛重陽者狂正此義也而金水之陰旺則因於陽明之濕寒木火

之陽盛則因於太陰之濕熱緣胃土右降金水所從而下行濕則不降金水右泄而生寒金旺則其志悲水旺則其志恐也脾土左升木火所從而上行濕則不升木火左鬱而生熱木旺則其志怒火旺則其志喜也濕寒動則寢食皆廢悲恐俱作面目黃瘦腿膝清涼身靜而神迷便堅而溺澁此皆金水之旺也濕熱動則眠食皆善喜怒兼生面目紅肥臂肘溫暖身動而神慧便調而水利此皆木火之旺也顛緣於陰旺狂緣於陽旺陰陽相判本不同氣而顛者歷時而小狂狂者積日而微顛陽勝則狂生陰復則顛作勝復相乘而顛狂迭見此其陰陽之俱偏者也

苓甘薑附龍骨湯

半夏三錢 甘草二錢 乾薑三錢 附子三錢 茯苓三錢 麥冬去心三錢 龍骨三錢 牡蠣三錢

煎大半盃溫服有痰者加蜀漆治顛病悲恐失正者

丹皮柴胡犀角湯

丹皮三錢 柴胡三錢 犀角研汁一錢 生地三錢 芍藥三錢 茯苓三錢 甘草炙二錢

煎大半盃溫服有痰者加蜀漆治狂病喜怒乖常者

勞傷中風土濕木鬱則生驚悸濕旺痰生迷其神智喜怒悲恐緣情而發動而失節乃病顛狂顛狂之家必有停痰痰者顛狂之標濕者顛狂之本顛起於驚狂生於悸拔本塞原之法不在痰若病痰膠固以瓜蒂散上下湧泄令藏府上下清空然後燥土泄濕以拔其本

痰飲根原

痰飲者肺腎之病也而根原於土濕肺腎爲痰飲之標脾胃
乃痰飲之本蓋肺主藏氣肺氣清降則化水腎主藏水腎水
溫升則化氣陽衰土濕則肺氣壅滯不能化水腎水凝瘀不
能化氣氣不化水則鬱蒸於上而爲痰水不化氣則停積於
下而爲飲大凡陽虛土敗金水堙菀無不有宿痰留飲之疾
清道堵塞肺氣不布由是壅嗽發喘息短胸盛眠食非舊喜
怒乖常蓋痰飲伏留腐敗壅阻礙氣血環周之路格精神交
濟之關諸病皆起變化無恒隨其本氣所虧而發而總由脾
陽之敗緣足太陰脾以濕土主令手太陰肺從濕土化氣濕
旺脾虧水穀消遲脾肺之氣鬱而不宣淫生痰涎歲月增加

久而一身精氣盡化敗濁微陽絕根則人死矣高年之人平素陽虛一旦昏憒痰鳴垂頭閉目二三日即死此陽氣敗脫痰證之無醫者也其餘百病未至於此悉宜燥土泄濕絕其淫泆生化之源去其瘀塞停滯之物使之精氣播宣津液流暢乃可扶衰起危長生不老耳

薑苓半夏湯

茯苓三錢　澤瀉三錢　甘草二錢　半夏三錢　橘皮三錢　生薑三錢

煎大半盃溫服　百病之生悉由土濕是以多有痰證而鼓脹噎膈虛勞吐衄嗽喘驚悸之家更甚原因土濕陽虛氣滯津凝法宜燥土泄濕利氣行鬱小半夏加茯苓橘皮是定法也在上之痰半成濕熱在下之飲純屬濕寒上下

殊方温清異制大要以温燥水土爲主上熱者加知母石膏下寒者佐乾薑附子痰之陳宿纏綿膠固難行者加枳實開之飲之停瘀藏府者上在胸膈用十棗湯泄其氣分下在臍腹用猪苓湯泄於水道流溢經絡者用五苓散泄之汗孔上脘之痰可從吐出中脘之痰可從便下若經絡之飲非使之化氣成津泄於汗尿别無去路也一切痰飲用瓜蒂散吐下之功效最捷續隨子仁驅逐痰飲亦良物也

欬嗽根源

欬嗽者肺胃之病也胃土右轉肺金順下霧氣降灑津液流通是以無痰呼吸安靜上下無阻是以不嗽胃土上逆肺無

降路霧氣堙塞故痰涎淫生呼吸壅礙則欬嗽發作其多作
於秋冬者風寒外閉裏氣愈鬱故也而胃之所以不降全緣
陽明之陽虛太陰以己土而生濕陽明從庚金而化燥燥敵
其濕則胃降而脾升濕奪其燥則脾陷而胃逆以燥爲陽而
濕爲陰陽性運而陰性滯理自然也素問欬論其寒飲食入
胃從肺脈上至於肺則肺寒肺寒則外內合邪因而客之則
爲肺欬是欬嗽之證因於胃逆而肺寒故仲景治欬必用乾
薑細辛其燥熱爲嗽者金燥而火炎也手陽明以燥金主令
燥氣旺則手太陰化氣於庚金而不化氣於濕土一當胃逆
膽升刑以相火則壅嗽生焉然上雖燥熱而下則依舊濕寒
也葢肺胃順降則相火蟄藏而下溫肺胃逆升則相火浮動

而上熱上熱則下寒以其火升而不降也緣足太陰之濕盛則辛金從令而化濕是生濕嗽手陽明之燥盛則戊土從令而化燥是生燥欬燥則上熱濕則下寒究之濕爲本而燥爲標寒爲原而熱爲委悟先聖欬嗽之義自得之矣

薑苓五味細辛湯

茯苓三錢 甘草二錢 乾薑三錢 半夏三錢 細辛三錢 五味一錢研

煎大半盃温服　欬證緣土濕胃逆肺金不降氣滯痰生竅隧阻礙呼吸不得順布稍感風寒閉其皮毛肺氣愈鬱欬嗽必作其肺家或有上熱而非脾胃濕寒不成此病岐伯之論仲景之法不可易也其甚者則爲齁喘可加橘皮杏仁以利肺氣若肺鬱生熱加麥冬石膏清其心肺若膽

火刑金加芍藥貝母以清膽肺勞嗽吐血加柏葉以斂肺氣若感冒風寒嚏噴流涕頭痛惡寒加生薑蘇葉以解表邪

肺癰根源

肺癰者濕熱之鬱蒸也陽衰土濕肺胃不降氣滯痰生胸膈瘀塞濕鬱爲熱淫泆薰蒸濁瘀臭敗腐而爲膿始萌尚可救藥膿成肺敗則死此緣濕旺肺鬱風閉皮毛衛氣收斂營鬱爲熱熱邪内閉蒸其痰涎而化癰膿故也蓋風中於表則腠理疏泄而汗出熱鬱於裏則經陽遏閉而惡寒衛陽外斂呼氣有出而不入營陰内遏吸氣有入而不出營衛不交風熱兼作風邪外傷其皮毛皮毛者肺之合也濕土鬱滿肺氣不

降而風襲皮毛泄其衛氣衛氣愈泄而愈斂皮毛始開而終閉肺氣壅塞內外不得泄路痞悶喘促痰嗽彌增口乾咽燥而不作渴少飲湯水則津液沸騰多吐濁沫熱邪內傷其津血津血與痰涎鬱蒸腐化膿穢吐如米粥久而肺藏潰爛是以死也病生肺部而根原於胃逆其胸膈之痛則是膽木之邪以胃土不降肺膽俱無下行之路膽以甲木而化相火甲木剋戊土則膈上作疼相火刑辛金則胸中生熱是宜並治其標本也

蘇葉橘甘桔湯

蘇葉三錢 甘草二錢 桔梗三錢 杏仁三錢 茯苓三錢 貝母三錢 橘皮三錢 生薑三錢

煎大半盃溫服胃逆胸滿重加半夏　肺癰胸膈濕熱鬱
蒸痰涎而化癰膿痰盛宜逐膿成當泄膠痰堵塞以甘遂
葶藶之屬驅之膿血腐瘀以丹皮桃仁之類排之劇者用
仲景二白散吐下膿穢以救藏真勝於養癰遺害者也

二白散

桔梗三分　貝母三分　巴豆一分去皮炒研如脂

爲末飲服半錢匕虛者減之膿在膈上則吐在膈下則泄
下多飲冷水一盃則止

葶藶大棗瀉肺湯

葶藶炒黃研彈子大　大棗十二枚

水三盃煮棗取二盃去棗入葶藶煮取一盃頓服膿未成

則痰下膿已成則膿下

四聖心源卷六　　昌邑黄元御坤載著

雜病解中

腹痛根原

腹痛者土濕而木賊之也乙木升於己土甲木降於戊土肝脾左旋膽胃右轉土氣迴運而木氣條達故不痛也水寒土濕脾氣陷而胃氣逆肝膽鬱遏是以痛作葢乙木上升是爲枝葉甲木下降是爲根本脾陷則乙木之枝葉不能上發横塞地下而克己土故痛在少腹胃逆則甲木之根本不能下培盤鬱地上而克戊土故痛在心胸肝膽之經旁循脇肋左右並行而三陽之病則外歸於經三陰之病則内歸於藏以陰盛於内而陽盛於外故痛在藏府者厥陰之邪痛在脇肋

者少陽之邪也至於中氣頹敗木邪內侵則不上不下非左非右而痛在當臍更爲劇也此其中間有木鬱而生風熱者肝以風木主令膽從相火化氣下痛者風多而熱少上痛者熱多而風少而究其根原總屬濕寒若有水穀停瘀當以溫藥下之仲景大黃附子湯最善之制也若宿物留滯而生鬱熱則厚樸七物湯是良法也如其瘀血堙塞氣道梗阻而生痛者則以破結行瘀之品利之桂枝茯苓丸下瘀血湯酌其寒熱而選用焉若無宿物法宜培土疏木溫寒去濕之劑大建中附子粳米烏頭石脂三方實諸痛證之準繩也

薑苓桂枝湯

桂枝三錢　芍藥三錢　甘草二錢　茯苓三錢　乾薑三錢

煎大半盃溫服治脾肝下陷痛在少腹者

柴胡桂枝鱉甲湯

柴胡三錢 鱉甲三錢醋炙 甘草二錢 桂枝三錢 半夏三錢 芍藥三錢 茯苓三錢

煎大半盃溫服治胃膽上逆痛在心胸者胃寒加乾薑川椒附子　凡心腹疼痛率因水寒土濕木氣鬱衝所致心腹痛劇欲死四肢冰冷脣口指甲青白者宜薑椒附桂驅寒邪而達木鬱必重用苓甘泄濕培土而緩其迫急其痛自止肝以風木主令膽從相火化氣其間木鬱風動火鬱熱發亦往往而有而推其脾腎無不濕寒之理即有風熱兼作用芍藥柴芩以泄肝膽而脾腎之藥必宜溫燥此定法也　肝主藏血風動血耗乙木枯槁生意不遂鬱怒而

賊脾土則生疼痛若血枯木燥宜芍藥阿膠歸地首烏之類以滋風木木榮風退即當減去不可肆用以敗土氣

血鬱痛作或內在藏府或外在經絡其證肌膚甲錯兩目黯黑多怒而善忘以肝竅於目主藏血而華色血瘀不能外華故皮膚粗澁而黑黯也宜用丹皮桃仁破其瘀血若癥結難開加䗪蟲蝱蟲之類行之尋常血瘀五靈脂山羊血功力亦良　飲食停滯土困木鬱以致作痛用仲景溫下之法大黃薑附泄其食水劇者少加巴霜一二釐擴清陳宿功效最捷一切宿物壅阻並宜此法

腰痛根原

腰痛者水寒而木鬱也木生於水水暖木榮發生而不鬱塞

所以不痛腎居脊骨七節之中正在腰間水寒不能生木木
陷於水結塞盤鬱是以痛作木者水中之生意水泉溫暖生
意升騰發於東方是以木氣根荄下萌正須溫養忽而水結
冰澌根本失榮生氣抑遏則病腰痛腰者水之所在腹者土
之所居土濕而木氣不達則痛在於腹水寒而木氣不生則
痛在於腰然腰雖水位而木鬱作痛之原則必兼土病蓋土
居水火之中火旺則土燥水旺則土濕太陰脾土之濕水氣
之所移也土燥則木達而陽升土濕則木鬱而陽陷癸水既
寒脾土必濕濕旺木鬱肝氣必陷陷而不已墜於重淵故腰
痛作也色過而腰痛者精亡而氣泄也精陰也而陰中之氣
是謂陽根縱慾傷精陽根敗泄變溫泉而爲寒冷之淵化火

井而成冰雪之窟此木枯土敗之原疼痛所由來也緣陰陽生長之理本自循環木固生火而火亦生木少陰之火升於九天之上者木之子也少陽之火降於九地之下者木之母也其生於水者實生於水中之火水中之陽四象之根也難經所謂腎間動氣生氣之原也

桂枝薑附阿膠湯

茯苓三錢 桂枝三錢 甘草二錢 乾薑三錢 附子三錢 阿膠三錢炒研

煎大半盃溫服

奔豚根原

奔豚者腎家之積也平人君火上升而相火下蟄火分君相其實同氣君相皆蟄則腎水不寒火之下蟄實賴土氣胃氣

右降金水收藏則二火沈潛而不飛揚土敗胃逆二火不降寒水漸沍陰氣凝聚久而堅實牢硬結於少腹是謂奔豚難經腎之積曰奔豚是也水邪既聚逢鬱則發奔騰逆上勢如驚豚腹脇心胸諸病皆作氣衝咽喉七竅火發危困欲死不可支也及其氣衰而還諸證乃止病勢之凶無如此甚然積則水邪而發則木氣其未發也心下先悸至其將發則臍下悸作以水寒木鬱則生振搖枝葉不寧則悸在心下根本不安則悸在臍間臍上悸生者是風木根搖故發奔豚仲景霍亂若臍上築者腎氣動也腎氣者風木搖撼之根而論其發作實是木邪木邪一發寒水上陵木則克土而水則刑火火土雙敗正氣賊傷此奔豚所以危劇也悸者風木之鬱衝驚

者相火之浮宕火不勝水五行之常所恃者子土溫燥制伏陰邪培植陽根蟄於坎府根本不拔則膽壯而神謐土濕陽衰不能降蟄相火陽根泄露飄越無依寒水下凝陰邪無制巨寇在側而身臨敗地故動惕荒懸迄無寧宇凡驚悸一生卽爲奔豚欲發之兆不可忽也

茯苓桂枝甘草大棗湯

茯苓一兩　桂枝四錢　甘草二錢　大棗十五枚

甘瀾水四盃先煎茯苓減二盃入諸藥煎大半盃溫服日三劑　作甘瀾水法大盆置水以勺揚之千百遍令水珠散亂千顆相逐乃取用之治汗後亡陽臍下悸動奔豚欲作者

桂枝加桂湯

桂枝五錢芍藥三錢甘草二錢生薑三錢大棗四枚

煎大半盃溫服治奔㹠方作氣從少腹上衝心部者

奔㹠湯

甘草二錢半夏四錢芍藥二錢當歸二錢黃芩二錢生薑四錢芎藭二錢生葛五錢甘李根白皮三錢

煎大半盃溫服治奔㹠盛作氣上衝胸頭疼腹痛往來寒熱者　奔㹠之生相火升泄腎水下寒不能生木風木鬱衝相火愈逆故七竅皆熱少陽經氣被陰邪鬱迫故有往來寒熱之證芎歸疏肝而滋風木芩芍泄膽而清相火奔㹠既發風熱上隆法應先清其上

龍珠膏

川椒五錢　附子五錢　烏頭五錢　巴豆三錢研去油　桂枝五錢　茯苓八錢　牡蠣五錢　鱉甲五錢

芝麻油黃丹熬膏加麝香阿魏研細布攤貼病塊　奔豚已結氣塊堅硬本屬寒積但陰邪已盛稍服附子溫下寒邪不伏奔豚必發以邪深藥微非附子之過也不治則半年一載之間必至殞命此宜溫燥脾胃去其中焦濕寒土燥陽回力能制水然後以此膏貼之寒消塊化悉從大便而出滑白粘聯狀如凝脂濁瘀後泄少腹鬆軟重用附子暖水然後乃受

瘕疝根原

瘕疝者腎肝之積也木生於水水之爲性得陽和而冰泮遭陰肅而凍合冰泮則木榮凍合則木枯腎水澌寒木氣菀遏擁腫結鞕根於少腹而盤於陰丸是謂寒疝水凝則結而爲內寒木鬱則發而爲外熱內寒盛則牢堅而不出外熱作則奔突而不入大小無常動止莫測病發則痛楚欲死性命攸關非細故也此腎肝之邪而實原於任脈素問骨空論任脈爲病男子內結七疝女子帶下瘕聚任者諸陰之統任少陰厥陰之氣總原於任脈腎中陽秘則冰消凍釋任中無固結之邪腎中陽泄水寒木鬱陰氣凝滯乃成疝瘕帶下之疾腎性蟄藏肝性疏泄水氣旺則結而爲疝瘕木氣旺則流而爲帶下無二理也任爲陰而督爲陽男則督旺女則任旺故男

子之疝氣猶少而女子之瘕帶最多法宜溫水木之寒散腎肝之結結寒溫散瘕疝自消仲景大烏頭煎烏頭桂枝二方乃此病之良法也腎囊偏墜者謂之㿗疝是肝木之鬱陷擁腫硬大常出而不入者其時時上下者謂之狐疝言如狐狸之出沒無常也

茱萸澤瀉烏頭桂枝湯

吳茱萸三錢泡　澤瀉三錢　烏頭三錢泡　桂枝三錢　芍藥三錢　甘草二錢　生薑三錢　大棗四枚

煎大半盃溫服　仲景烏頭桂枝湯用烏頭湯一盃桂枝湯半盃合煎取一盃分五服不知再服其知者如醉狀得吐爲中病今加茱萸澤瀉去其寒濕以絕疝瘕之根其擁

腫偏墜者用此藥湯熱洗之或用藥末盛帶中熱熨之日作數次令其囊消而止其狐疝之偏有大小時時上下者仲景用蜘蛛散亦良

蜘蛛散

蜘蛛十四枚炒焦　桂枝五分

研末取八分一匕飲和日再服蜜丸亦可

積聚根原

積聚者氣血之凝瘀也血積爲癥氣積爲瘕金匱婦人宿有癥病經斷未及三月而得漏下不止胎動在臍上者此爲癥痼害所以血不止者其癥不去故也緣瘀血癥聚不在子宮三月胎長與癥痼相礙故血阻而下是癥病之爲血也傷寒

陽明病若中寒不能食小便不利手足濈然汗出此欲作痼瘕必大便初鞕後溏所以然者以胃中冷水穀不別故也緣寒氣凝結水穀不消則大便泄利難經謂之大瘕泄是瘕病之爲氣也癥瘕之病多見寒熱以氣血積聚陽不外達故內鬱發熱陰不內斂故外束而惡寒氣統於肺血藏於肝氣聚者多下寒血積者多上熱蓋離陰右降而化金水及其成水而又抱陽氣故下焦不寒氣聚則金水失其收藏陽不下蟄是以寒生坎陽左升而化木火及其成火而又含陰精故上焦不熱血積則木火失其生長陰不上根是以熱作血性溫暖而左升至右降於金水則化而爲清涼血之左積者木之不溫也血之右積者金之不涼也氣性清涼而右降至左升

於木火則化爲温暖氣之右聚者金之不清也氣之左聚者木之不暖也而溯其原本總原於土已土不升則木陷而血積戊土不降則金逆而氣聚中氣健運而金木旋轉積聚不生癥瘕弗病也

化堅丸

甘草二兩 丹皮三兩 橘皮三兩 桃仁三兩 杏仁三兩 桂枝三兩

煉蜜陳醋丸酸棗大米飲下三五丸日二次若癥瘕結鞕難消須用破堅化癖之品內寒加巴豆川椒內熱加芒硝大黃 積聚之病不過氣血左積者血多而氣少加鱉甲牡礪右聚者氣多而血少加枳實厚樸總之氣不得血則不行血不得氣則不運氣聚者血無有不積血積者氣無

有不聚但有微甚之分耳其內在藏府者可以丸愈外在經絡者以膏藥消之

化堅膏

歸尾四錢　鱉甲八錢　巴豆四錢研　黃連四錢　三稜四錢　莪朮四錢　山甲一兩二錢　筋餘一錢

以上八味用芝麻油一斤淨丹八兩熬膏

硼砂四錢　硇砂四錢　阿魏六錢炒研　麝香二錢　人參四錢　三七四錢　山羊血四錢　肉桂四錢

以上八味研細入膏火化攪勻稍冷傾入水盆浸二三日罐收狗皮攤皮硝水熱洗皮膚令透拭乾生薑切搽數十次貼膏一切癖塊積聚輕者一貼重者兩貼全消漸貼漸

小膏漸離皮未消之處則膏粘不脫忌一切發病諸物惟
猪犬鴨鳧有鱗河魚菘韮米麵不忌其餘海味雞羊黃瓜
凡有宿根之物皆忌若無鱗魚天鵞肉母猪蕎麥馬齒莧
則忌之終身犯之病根立發若癖塊重發則不可救矣

蚘蟲根原

蚘蟲者厥陰肝木之病也木鬱則蠹生肝鬱則蟲化木以水
爲母而火爲子乙木升於己土胎於癸水而生君火水升而
化清陽是以火不上熱甲木降於戊土胎於壬水而生相火
火降而化濁陰是以水不下寒肝升而膽降火清而水暖木
氣溫暢故蠹蚘不生以其土運而木榮也土濕脾陷不能榮
達肝木子母分離寒熱不交木以水火中氣堙於濕土不得

上下調濟由是寒熱相逼溫氣中鬱生意盤塞腐蠹朽爛而蚘蟲生焉凡物濕而得溫覆蓋不發則鬱蒸而蟲化或熱或寒不能生也故蟲不生於寒冰熱火之中而獨生於濕木者以木得五行之溫氣也溫氣中鬱下寒上熱故仲景烏梅丸方連柏與薑附並用所以清子氣之上熱溫母氣之下寒也不去中下之濕寒而但事殺蚘土敗木枯則蚘愈殺而生愈繁此當溫燥水土以暢肝木則蚘蟲掃迹而去矣醫書殺蟲之方百試不效者也

烏苓丸

烏梅百枚米蒸搗膏　人參二兩　桂枝二兩　乾薑二兩　附子二兩　川椒二兩去目炒　當歸二兩　茯苓三兩

煉蜜同烏梅膏丸梧子大每服三十丸日二次若蟲積繁盛者加大黃二兩巴霜二錢下盡爲佳　蚘蟲生化原於土濕木鬱法以燥土疏木爲主線白蟲證是肝木陷於大腸木鬱不達是以肛門作癢蟲生大腸之位從庚金化形故其色白而木陷之根總由土濕當於燥土疏木之中重用杏仁橘皮以泄大腸滯氣佐以升麻升提手陽明經之墜陷也

便堅根原

便堅者手足陽明之病也手陽明以燥金主令足陽明從燥金化氣故手足陽明其氣皆燥然手陽明燥金也戊土從令而化燥足太陰濕土也辛金從令而化濕土濕者能化戊土

而爲濕不能變庚金之燥金燥者能化辛金而爲燥不能變己土之濕以從令者易化而主令者難變也故傷寒陽明之便結腸胃之燥者也反胃噎膈之便結胃濕而腸燥者也傷寒陽明之便結腸胃之熱燥者也反胃噎膈之便結胃之寒濕而腸之寒燥者也以陽主開陰主闔陽盛則隧竅開通而便堅陰盛則關門閉澁而便結凡糞若羊矢者皆陰盛而腸結非關火旺也蓋腎司二便而傳送之職則在庚金疏泄之權則在乙木陰盛土濕乙木鬱陷傳送之竅旣塞疏泄之令不行大腸以燥金之府閉澁不開是以糟粕零下而不粘聯道路梗阻而不滑利積日延久約而爲丸其色黑而不黃者水氣旺而土氣衰也此證仲景謂之脾約脾約者陽衰濕盛

脾氣鬱結不能腐化水穀使渣滓順下於大腸也誤用清潤之劑脾陽愈敗則禍變生矣

阿膠麻仁湯

生地三錢 當歸三錢 阿膠三錢研 麻仁三錢研

煎一盃去渣入阿膠火化溫服治陽盛土燥大便堅鞕者結甚加白蜜半盃胃熱加芒硝大黃精液枯槁加天冬龜膠

肉蓯蓉湯

肉蓯蓉三錢 麻仁三錢 茯苓三錢 半夏三錢 甘草二錢 桂枝三錢

煎一盃溫服治陽衰土濕糞如羊矢者　凡內傷雜病糞若羊矢結澀難下甚或半月一行雖係肝與大腸之燥而

根緣土濕以脾不消磨穀精堙鬱而化痰涎肝腸失滋鬱陷而生風燥故也法宜肉蓯蓉滋肝潤腸以滑大便一切硝黃歸地阿膠龜板天冬之類寒胃滑腸切不可用

泄利根原

泄利者肝脾之陷下也穀入於胃脾陽升磨精華歸於五藏而化氣血糟粕傳於大腸而爲大便水入於胃脾陽消克化爲霧氣上歸於肺肺氣降灑化而爲水注於膀胱而爲小便水入膀胱而不入大腸而後糟粕之後傳者不至於滑泄水之消化較難於穀陽衰土濕脾陽陷敗不能蒸水化氣則水穀混合下趨二腸而爲泄利穀貯於大腸水滲於膀胱而其疏泄之權則在於肝今水入二腸而不入膀胱則乙木疏泄

之令不行於膀胱而行於大腸是以泄而不藏也葢木生於水而長於土水寒則生氣不旺而濕土鬱陷又復遏其發育之機生長之意不遂怒而生風愈欲疏泄膀胱空虛既無可泄之物大腸盈滿水穀停積故乙木後泄而爲下利緣木氣抑遏鬱極而發爲濕土所限不能上達勢必下行行則水穀摧注而下故也其發之過激衝突藏府則生疼痛奔衝抵觸而不得上達盤鬱結塞則生脹滿其一切諸證皆緣土敗而木賊也

苓蔻人參湯

人參二錢 甘草二錢 白朮三錢 乾薑三錢 茯苓三錢 肉蔻一錢煨研 桂枝三錢

煎大半盃溫服大便寒滑不收小便熱澁不利加石脂以

固大腸粳米以通水道　泄利緣腸胃寒滑法以仲景理中爲主而加茯苓燥土肉蔻斂腸桂枝疏木泄利自止若滑泄不禁則用桃花湯乾薑溫其濕寒石脂固其滑脫粳米益其中氣而通水道無有不愈也　泄利之原率因脾腎寒濕法宜溫燥間有木鬱而生風熱者投以溫燥泄利愈加然乙木雖爲風熱而己土則是濕寒宜清潤其肝而溫燥其脾仲景烏梅丸方連柏與椒薑桂附並用治蚘厥而兼久利最善之方也　傷寒太陽與少陽合病自下利者與黃芩湯若嘔者與黃芩半夏生薑湯以少陽甲木從相火化氣其經本隨陽明下降甲木不降上逆而克戊土戊土壅遏水穀盛滿莫容於是吐利皆作膽胃鬱迫相火

升炎而生燥熱此黃芩湯證也傷寒厥陰之爲病消渴氣上衝心心中疼熱飢而不欲食食則吐蚘下之利不止緣厥陰之經木鬱風動津液耗損故見消渴風木鬱衝故心中疼熱下泄脾陽乙木愈鬱己土被賊故下利不止此烏梅丸證也少陽之利但有上熱故第用芩芍以清膽火厥陰之利兼有下寒故以連柏清上而並以薑附溫下此雖傷寒之病而亦雜證所時有凡泄利之不受溫燥者皆此證也雜證濕寒者多燥熱者少千百之中偶爾見之不得與傷寒少陽之利同法治也　泄利之家肝脾下陷則肺胃必上逆胃逆不能降攝甲木肺逆不能收斂相火相火上炎多生上熱久泄不已相火鬱升往往喉舌生瘡瘡愈

則利作利止則瘡發口瘡者膽胃之逆甚下利者肝脾之陷劇也迭爲盛衰累年不愈是宜温燥水土驅其濕寒下利既瘳口瘡亦平庸工見其口瘡而清上熱則脾陽益泄利愈加而瘡愈增矣

痢疾根原

痢疾者庚金乙木之鬱陷也金主氣而木主血金生於土木生於水水温土燥則金融而氣調木榮而血暢水寒土濕不能升庚金而達乙木則金木俱陷魄門者腎之所司而陽明燥金之府也金性斂而木性泄其出而不至於遺失者庚金斂之也其藏而不至於閉結者乙木之泄也濕土與金木俱陷則金愈鬱而愈欲斂木愈鬱而愈欲泄金愈欲斂故氣滯

而不通木愈欲泄故血脫而不藏木氣疏泄而金强斂之隧路梗阻傳送艱難是以便數而不利金氣凝澁而木强泄之滯氣纏綿逼迫而下血液脂膏剝蝕摧傷是以腸胃痛切膿血不止其滑白而晶瑩者金色之下泄其後重而腥穢者金氣之脫陷也久而膏血傷殘藏府潰敗則絕命而死矣此其病濕寒爲本而濕熱爲標病在少陰則始終皆寒病在厥陰則中變爲熱故仲景於少陰膿血用桃花湯於厥陰下重用白頭翁湯緣水病則生寒木病則生熱而寒熱之原總歸於太陰之濕蓋土濕而水侮之則鬱而爲濕寒土濕而木克之則鬱而爲濕熱之故也

桂枝蓯蓉湯

甘草二錢　桂枝三錢　芍藥三錢　丹皮三錢　茯苓三錢　澤瀉三錢　橘皮三錢　肉蓯蓉三錢

煎大半盃溫服　濕寒加乾薑濕熱加黃芩後重加升麻

痢家肝脾濕陷脂血鬱腐法當燥濕疏木而以蓯蓉滋肝滑腸盡行腐瘀爲善若結濇難下須用重劑蓯蓉湯滋陳宿使滯開痢止然後調其肝脾其脾腎寒濕則用桃花湯溫燥己土其木鬱生熱則用白頭翁涼泄肝脾濕熱自當應藥而瘳也

淋瀝根原

淋瀝者乙木之陷於壬水也膀胱爲太陽寒水之府少陽相火隨太陽而下行絡膀胱而約下焦實則閉癃虛則遺溺相

火在下逢水則藏遇木則泄癸水藏之故泄而不至於遺溺乙木泄之故藏而不至於閉癃此水道所以調也水之能藏賴戊土之降降則氣聚也木之能泄賴已土之升升則氣達也胃逆而水不能藏是以遺溺脾陷而木不能泄是以閉癃淋者藏不能藏旣病遺溺泄不能泄又苦閉癃水欲藏而木泄之故頻數而不收木欲泄而水藏之故梗澁而不利木欲泄而不能泄則溲溺不通水欲藏而不能藏則精血不秘緣木不能泄生氣幽鬱而爲熱溲溺所以結濇水不能藏陽根泄露而生寒精血所以流溢而其寒熱之機悉由於太陰之濕濕則土陷而木遏疏泄不行淋痢皆作淋痢一理悉由木陷乙木後鬱於榖道則爲痢前鬱於水府則爲淋其法總宜

燥土疏木土燥而木達則疏泄之令暢矣

桂枝苓澤湯

茯苓三錢　澤瀉三錢　甘草三錢生　桂枝三錢　芍藥三錢

煎大半盃熱服肝燥發渴加阿膠　脾爲濕土凡病則濕肝爲風木凡病則燥淋家土濕脾陷抑遏乙木發生之氣疏泄不暢故病淋澁木鬱風動津液耗損必生消渴其脾土全是濕邪而其肝木則屬風燥血藏於肝風動則血消此木燥之原也苓澤甘草培土而泄濕桂枝芍藥疏木而清風此是定法土愈濕則木愈燥若風木枯燥之至芍藥不能清潤必用阿膠仲景猪苓湯善利小便茯苓猪苓澤瀉滑石利水而泄濕阿膠清風而潤燥也　水性蟄藏木

性疏泄乙木生於癸水相火封藏癸水溫暖溫氣左升則化乙木生氣暢茂乙木發達疏泄之令既遂則水道清通而相火必秘土陷水遏疏泄不遂而愈欲疏泄則相火泄露而膀胱熱澁膀胱之熱澁者風木相火之雙陷於膀胱也足少陽甲木化氣於相火與手少陽三焦並溫水藏手少陽之相火泄則下陷於膀胱而病淋足少陽之相火泄則上逆於胸膈而病消其原總由於乙木之鬱也膀胱熱澁之極者加梔子黃柏以清三焦之陷則水府清矣　乙木之溫生化君火木鬱陽陷溫氣抑遏合之膀胱淪陷之相火故生下熱然熱在肝與膀胱而脾則是濕腎則是寒寒水侮土移於脾宮則脾不但濕而亦且病寒其肝與膀

膀之熱不得不清而脾土濕寒則宜溫燥是宜並用乾薑以溫己土若過淸肝熱而敗脾陽則木火增其陷泄膀胱熱澁永無止期矣惟溫腎之藥不宜早用恐助膀胱之熱若膀胱熱退則宜附子暖水以補肝木發生之根也　腎主藏精肝主藏血木欲疏泄而水莫蟄藏則精血皆下其精液流溢宜薯蕷山茱以斂之其血塊注瀉宜丹皮桃仁以行之淋家或下砂石或下白物砂石者膀胱熱癃溲溺煎熬所結水曰潤下潤下作鹹溲溺之鹹者水之潤下而成也百川下流則歸於海海水熬錬則結鹽塊膀胱卽人身之海砂石卽海水之鹽也白物者脾肺濕淫所化濕旺津凝則生痰涎在脾則克其所勝在肺則傳其所生皆入

膀胱膀胱濕盛而下無泄竅濕氣淫泆化爲帶濁白物粘聯成塊而下即帶濁之凝聚者也與脾肺生痰其理相同淋家下見白物上必多痰泄濕宜重用苓澤若其痰多用仲景小半夏加茯苓橘皮以泄之　女子帶濁崩漏與男子白濁血淋同理皆濕旺木鬱之證內傷百病大率由於土濕往往兼病淋澁而鼓脹噎膈消渴黃疸之家更甚是緣陽虛土敗金木雙鬱燥土溫中輔以清金疏木之品淋濇自開庸工見其下熱乃以大黃益敗脾陽謬妄極矣淋家下熱之至但有梔子黃柏證無有大黃芒硝證其熱不在脾胃也　一切帶濁崩漏鼓脹黃疸凡是小便淋濇悉宜薰法用土茯苓茵陳蒿梔子澤瀉桂枝研末布包熱熨

小腹外以手爐烘之熱氣透徹小便即行最妙之法

四聖心源卷七

昌邑黃元御坤載著

雜病解下

中風根原

中風者土濕陽衰四支失秉而外感風邪者也四支諸陽之本營衛之所起止而追其根原實秉氣於脾胃脾土左旋水升而化血胃土右轉火降而化氣血藏於肝氣統於肺而行於經絡則曰營衛四支之輕健而柔和者營衛之滋榮而卽脾胃之灌注也陽虧土濕中氣不能四達四支經絡凝澁不運衛氣阻梗則生麻木麻木者肺氣之鬱肺主皮毛衛氣鬱遏不能煦濡皮毛故皮膚枯槁而頑廢也諸筋者司於肝而會於節土濕木鬱風動血耗筋脈結澁故支節枯硬一月七

情鬱傷八風感襲閉其皮毛而鬱其經藏經絡之燥盛則筋脈急孿支節拳縮屈而不伸痺而不仁也藏府之濕盛則化生敗濁堵塞清道神迷言拙頑昧不靈也人身之氣愈鬱則愈盛皮毛被感孔竅不開鬱其筋節之燥故成癱瘓鬱其心肺之濕故作癡瘖藏府者支節之根本支節者藏府之枝葉本根既拔枝葉必瘁非盡關風邪之爲害也風者百病之長變無常態實以病家本氣之不一因人而變而風未嘗變風無刻而不揚人有時而病作風同而人異也此與外感風傷衛氣之風原無懸殊粗工不解謬分西北東南眞假是非之名以誤千古良可傷也

桂枝烏苓湯

桂枝三錢 芍藥三錢 甘草二錢 首烏三錢 茯苓三錢 砂仁一錢

煎大半盃溫服　治左半偏枯者中下寒加乾薑附子

黃耆薑苓湯

黃耆三錢 人參三錢 甘草二錢 茯苓三錢 半夏三錢 生薑三錢

煎大半盃溫服　治右半偏枯者中下寒加乾薑附子病重者黃耆生薑可用一二兩　中風之證因於土濕土濕之故原於水寒寒水侮土土敗不能行氣於四支一當七情內傷八風外襲則病中風肝藏血而左升肺藏氣而右降氣分偏虛則病於右血分偏虛則病於左隨其所虛而病枯槁故曰偏枯左半偏枯應病在足大指足厥陰肝經行於足大指也若手大指亦病拳曲則是血中之氣滯也

右半偏枯應病在手大指手太陰肺經行於手大指也若足大指亦病拳曲則是氣中之血枯也究之左右偏枯足大指無不病者以足太陰脾行足大指太陰脾土之濕乃左右偏枯之原也土濕則腎水必寒其中亦有濕鬱而生熱者然熱在上而不在下熱在肝膽而不在脾腎而肝膽之燥熱究不及脾腎寒濕者之多總宜温燥水土以達肝木之鬱風襲於表鬱其肝木木鬱風生耗傷津血故病攣縮木達風息血復筋柔則攣縮自伸其血枯筋燥未嘗不宜阿膠首烏之類要當適可而止過用則滋濕而敗脾陽不可不慎　風家支節拳縮莫妙於熨法右半偏枯用黃耆茯苓生薑附子左半偏枯用首烏茯苓桂枝附子研末

布包熱熨病處關節藥氣透徹則寒濕消散筋脈和柔拳曲自鬆藥用布巾縛住外以火爐溫之三四次後氣味稍減另易新者久而經絡溫暢發出臭汗一身氣息非常膠粘如飴則支體活軟屈伸如意矣　其神迷不清者胃土之逆也其舌強不語者脾土之陷也以胃土上逆濁氣鬱蒸化生痰涎心竅迷塞故昏憒不知人事脾土下陷筋脈緊急牽引舌本短縮不舒故蹇澁不能言語此總由濕氣之盛也仲景金匱邪入於府卽不識人邪入於藏舌卽難言者風邪外襲鬱其藏府之氣非風邪之內入於藏府也一切羌獨艽防驅風之法皆庸工之妄作切不可服惟經藏病輕但是鼻口偏斜可以解表用茯苓桂枝甘草生薑

浮萍畧取微汗偏斜卽止　其大便結燥緣於風動血耗而風動之由則因土濕而木鬱法宜阿膠蓯蓉清風潤燥以滑大腸結甚者重用蓯蓉滋其枯槁龜板地黄天冬之類滋濕伐陽慎不可用中氣一敗則大事去矣庸工至用大黄可恨之極　其痰涎膠塞迷惑不清者用葶藶散下之痰去則神清

葶藶散

葶藶三錢　白芥子三錢　甘遂一錢

研細每服五分宿痰卽從便下

歷節根原

歷節者風寒濕之邪傷於筋骨者也膝踝乃衆水之谿壑諸

筋之節奏寒則凝沍於谿谷之中濕則淫泆於關節之內故歷節病焉足之三陰起於足下內循踝膝而上胸中而少厥水木之升隨乎太陰之土土濕而不升則水木俱陷於是癸水之寒生乙木之風起內主於脾骨屬於腎筋司於肝濕淫則肉傷寒淫則骨傷風淫則筋傷筋骨疼痛而肌肉壅腫者風寒濕之邪合傷於足三陰之經也其病成則內因於主氣其病作則外因於客邪汗孔開張臨風入水水濕內傳風寒外閉經熱鬱發腫痛如折雖原於客邪之侵陵實由於主氣之感召久而壅腫拳屈跛蹇疲癃此亦中風之類也而傷偏在足蓋以清邪居上濁邪居下寒濕地下之濁邪同氣相感故傷在膝踝諸如膝風脚氣色目非一而究其根原正自相

同凡腿上諸病雖或木鬱而生下熱然熱在經絡不在骨髓其骨髓之中則是濕寒必無濕熱之理金匱義精而法良當思味而會其神妙也

桂枝芍藥知母湯

桂枝四錢 芍藥三錢 甘草二錢 白朮二錢 附子二錢 知母四錢 防風四錢 麻黃二錢 生薑五錢

水煎大半盃温服

歷節風證支節疼痛足腫頭眩短氣欲吐身羸發熱黃汗沾衣色如櫱汁此緣飲酒汗出當風取涼酒氣在經爲風所閉濕邪淫泆傷於筋骨濕旺土鬱汗從土化是以色黃其經絡之中則是濕熱其骨髓之内則是濕寒法宜朮甘培土麻桂通經知母芍藥泄熱而清

風防風附子去濕而温寒濕寒內消濕熱外除腫痛自平若其病劇不能捷效加黄耆以行經絡烏頭以驅濕寒無有不愈一切膝風脚氣諸證不外此法

烏頭用法炮去皮臍切片焙乾蜜煎取汁入藥湯服

痓病根原

痓病者汗亡津血而感風寒也太陽之脈自頭下項行身之背發汗太多傷其津血筋脈失滋復感風寒筋脈攣縮故頸項强急頭揺口噤脊背反折也素問診要經絡論太陽之脈其終也戴眼反折瘈瘲卽痓病之謂以背膂之筋枯硬而緊急故也太陽以寒水主令而實化於丙火蓋陰陽之理彼此互根清陽左旋則癸水上升而化君火濁陰右轉則丙火下

降而化寒水汗亡津血陰虛燥動則丙火不化寒水而生上熱是以身首發熱而面目皆赤也寒水絕其上源故小便不利背者胸之府肺位於胸壬水生化之源也肺氣清降氤氳和洽蒸爲雨露自太陽之經注於膀胱則胸膈清空而不滯太陽不降肺藏壅鬱故濁氣上衝於胸膈也太陽之經兼統營衛風寒傷人營衛攸分其發熱汗出不惡寒者名曰柔痓風傷衛也其發熱無汗反惡寒者名曰剛痓寒傷營也病得於亡汗失血之後固屬風燥而汗血外亡溫氣脫泄實是陽虛滋潤清涼之藥未可肆用也

栝蔞桂枝湯

栝蔞根四錢　桂枝三錢　芍藥三錢　甘草二錢　生薑三錢　大棗四錢

煎大半盃熱服覆衣飲熱稀粥取微汗　治風傷衛氣發熱汗出者

葛根湯

葛根四錢麻黃三錢先煎去沫桂枝二錢芍藥二錢甘草二錢生薑三錢大棗四枚

煎大半盃熱服覆衣取微汗治寒傷營血發熱無汗者

痓病是太陽證亦有在陽明經者若胸滿口噤臥不着席脚攣齒介者胃土燥熱筋脈枯焦之故宜重用清涼滋潤之味不可拘太陽經法甚者宜大承氣湯泄其胃熱乃愈

濕病根原

濕病者太陰濕旺而感風寒也太陰以濕土主令肺以辛金而化濕陽明以燥金主令胃以戊土而化燥燥濕相敵是以

不病人之衰也濕氣漸長而燥氣漸消及其病也濕盛者不止十九燥盛者未能十一陰易盛而陽易衰陽盛則壯陰盛則病理固然也膀胱者津液之府氣化則能出肺氣化水滲於膀胱故小便清長土濕則肺氣堙鬱不能化水膀胱閉癃濕氣浸淫因而彌漫於周身濕爲陰邪其性親下雖周遍一身無處不到究竟膝踝關節之地承受爲多一遇風寒感冒閉其皮毛通身經絡之氣壅滯不行則疼痛熱煩而皮膚熏黃濕淩上焦則痛在頭目濕淫下部則痛在膝踝濕浸肝腎則痛在腰腹濕遍一身上下表裏無地不疼而關竅骨節更爲劇焉其火盛者鬱蒸而爲濕熱其水盛者淫泆而爲濕寒而總之悉本於陽虛法當內通其膀胱外開其汗孔使之表

裏雙泄也

茵陳五苓散

白朮　桂枝　茯苓　猪苓　澤瀉

等分爲散每用五錢調茵陳蒿末一兩和勻空腹米飲調服一湯匙日三服多飲熱湯取汗

濕家日晡煩疼以土旺午後申前時臨未支濕邪旺盛也若發熱惡寒是表邪閉固加紫蘇青萍以發其汗

元滑苓甘散

元明粉　滑石　茯苓　甘草

等分爲末大麥粥汁和服一湯匙日三服濕從大小便去尿黃糞黑是其候也　濕旺脾鬱肺壅而生上熱小便黃

澁法宜清金利水以泄熱濕若濕邪在腹肺氣壅滯以致頭痛鼻塞聲音重濁神氣鬱煩當於發汗利水之中加橘皮杏仁以泄肺氣

苓甘梔子茵陳湯

茵陳蒿三錢 梔子二錢 甘草二錢生 茯苓三錢

煎大半盃熱服 治小便黃澁少腹滿脹者服此小便當利尿如皂角汁狀其色正赤一宿腹減濕從小便去矣

濕家腹滿尿澁是木鬱而生下熱法當利水泄濕而加梔子以清膀胱若濕熱在脾當加大黃芒硝如濕熱但在肝家而脾腎寒濕當加乾薑附子若膀胱無熱但用豬苓湯利其小便可也

黃疸根原

黃疸者土濕而感風邪也太陰濕土主令以陽明戊土之燥亦化而爲太陰之濕設使皮毛通暢濕氣淫蒸猶得外泄一感風邪衛氣閉闔濕淫不得外達脾土堙鬱遏其肝木肝脾雙陷水穀不消穀氣瘀濁化而爲熱瘀熱前行下流膀胱小便閉澁水道不利膀胱瘀熱下無泄路熏蒸淫泆傳於周身於是黃疸成焉其病起於濕土而成於風木以黃爲土色而色司於木木邪傳於濕土則見黃色也或傷於飲食或傷於酒色病因不同總由於陽衰而土濕濕在上者陽鬱而爲濕熱濕在下者陰鬱而爲濕寒乙木下陷而陽遏陰分亦化爲濕熱甲木上逆而陰旺陽分亦化爲濕寒視其本氣之衰旺

無一定也其遊溢於經絡則散之於汗孔其停瘀於膀胱則泄之於水道近在胸膈則湧吐其腐敗遠在腸胃則推蕩其陳宿酌其温涼寒熱四路滌清則證有變狀而邪無遁所凡諸疸病莫不應手消除也

穀疸

穀入於胃脾陽消磨蒸其精液化爲肺氣肺氣宣揚外發皮毛而爲汗內滲膀胱而爲溺汗溺輸泄土不傷濕而木氣發達則疸病不作陽衰土濕水穀消遲穀精堙鬱不能化氣陳腐壅遏阻滯脾土木氣遏陷土木鬱蒸則病黃疸中氣不運升降失職脾陷則大便滑溏胃逆則上脘痞悶濁氣熏騰惡心欲吐惡聞穀氣食則中氣愈鬱頭眩心煩此當擴清其菀

陳除舊而布新也

酒疸

酒醴之性濕熱之媒其濡潤之質入於藏府則生下濕辛烈之氣騰於經絡則生上熱汗溺流通濕氣下泄而熱氣上達可以不病汗溺閉塞濕熱遏瘀乃成疸病其性嗜熱飲者則濡潤之下傷差少而辛烈之上傷頗重其性嗜冷飲者則辛烈之上傷有限而濕寒之下傷為多至於醉後發渴涼飲茶湯寒濕傷脾者不可勝數未可以濕熱概論也

色疸

腎主蟄藏相火之下秘而不泄者腎藏之也精去則火泄而水寒寒水泛濫浸淫脾土脾陽頹敗則濕動而寒生故好色

之家久而火泄水寒土濕陽虧多病虛勞必然之理也水土寒濕不能生長木氣乙木遏陷則生下熱土木合邪傳於膀胱此疸病所由作也其濕熱在於肝膽濕寒在於脾腎人知其陰精之失亡而不知其相火之敗泄重以滋陰助濕之品敗其脾腎微陽是以十病九死不可活也

甘草茵陳湯

茵陳三錢　梔子三錢　大黃三錢　甘草三錢生

煎大半盃熱服　治穀疸腹滿尿澁者服後小便當利尿如皂角汁狀其色正赤一宿腹減黃從小便去也

茵陳五苓散

白朮　桂枝　猪苓　茯苓　澤瀉

等分爲散每用五錢調茵陳蒿末一兩空腹米飲和服一湯匙日三服多飲熱湯取汗　治日暮寒熱者

硝黃梔子湯

大黃四錢芒硝三錢梔子三錢

煎大半盃熱服　治汗出腹滿者

梔子大黃湯

梔子三錢香豉三錢大黃三錢枳實三錢

煎一盃熱分三服　治酒疸心中懊憹熱疼惡心欲吐者

元滑苓甘散

元明粉　滑石　甘草　茯苓

等分爲末大麥粥汁和服一湯匙日三服　治色疸額黑

身黄者服後病從大小便去尿黄糞黑是其候也　色疸日晡發熱惡寒膀胱急小便利大便黑溏五心熱腹脹滿身黄額黑此水土瘀濁之證宜泄水去濕通其二便仲景用硝礬散硝石清熱礬石去濕此變而爲滑石元明粉亦卽硝礬之意用者酌量而通融之不可拘泥　黄疸之家脾腎濕寒無内熱者當用薑附茵陳不可誤服硝黄也

暍病根原

暍病者暑熱而感風寒也熱則傷氣寒則傷形素問通評虚實論氣盛身寒得之傷寒氣虚身熱得之傷暑以寒性斂閉暑性疏泄寒閉其形而皮毛不開是以氣盛而身寒暑泄其氣而腠理不闔是以氣虚而身熱暍病則傷於暑而又傷於

寒者也。盛暑汗流，元氣蒸泄，披清風而浴寒水，元府驟閉，素問元府者汗孔也。裏熱不宣，故發熱惡寒，口渴齒燥，身重而疼痛，脈細而芤遲也。蓋氣不鬱則不病，雖毒熱揮汗，表裏燔蒸，筋力懈[illegible]精神委頓，而新秋變敘，暑退涼生，肺府清爽，精力如初，不遏風寒，未嘗爲病。及熱傷於內，寒傷於外，壯火食氣，而腠理忽斂，氣耗而熱鬱，於是病作也。汗之愈泄其氣，則惡寒益甚，溫之愈助其火，則發熱倍增，下之愈亡其陽，則濕動木鬱，而淋澁彌加。法當補耗散之元氣，而不至於助火，清煩鬱之暑熱，而不至於伐陽，清金而泄熱，益氣而生津，無如仲景人參白虎之爲善也。

人參白虎湯

石膏三錢　知母三錢　甘草二錢　粳米半盃　人參三錢

米熟湯成取大半盃熱服

霍亂根原

霍亂者飲食寒冷而感風寒也夏秋飲冷食寒水穀不消其在上脘則爲吐其在下脘則爲泄或吐或泄不並作也一感風寒皮毛閉塞而宿物陳菀壅遏中氣盛滿莫容於是吐泄並作其吐者胃氣之上逆其泄者脾氣之下陷胃土之逆者膽木之上逼也脾土之陷者肝木之下侵也蓋中氣鬱塞脾胃不轉不能升降木氣木氣鬱迫而克中宫刑以膽木則胃逆賊以肝木則脾陷也肝膽主筋水土寒濕木氣不榮是以筋轉吐泄無餘寒濕盡去土氣漸回陽和徐布中氣發揚表

邪自解若其不解外有寒熱表證宜以麻桂發之而溫以理中四逆之輩表寒既退而藏府鬆緩痛泄自止若其不能吐泄腹痛欲死可用大黃附子溫藥下之陳宿推蕩立刻輕安病在火令全屬寒因是以仲景立法率主理中四逆變通理中四逆之意則病有盡而法無窮矣倘泥時令而用清涼是粗工之下者也

桂苓理中湯

人參一錢 茯苓二錢 甘草二錢 乾薑三錢 桂枝三錢 白朮三錢 砂仁二錢 生薑三錢

煎大半盃溫服吐不止加半夏泄不止加肉蔻外有寒熱表證加麻黃轉筋痛劇加附子澤瀉

痎瘧根原

痎瘧者陰邪閉束鬱其少陽之衛氣也人之六經三陰在裏三陽在表寒邪傷人同氣相感內舍三陰少陽之經在二陽之內三陰之外內與邪遇則相爭而病作其初與邪遇衛氣鬱阻不得下行漸積漸盛內與陰爭陰邪被逼外乘陽位裹束衛氣閉藏而生外寒衛爲陰束竭力外發重圍莫透鼓盪不已則生戰慄少陽甲木從相火化氣及其相火鬱隆內熱大作陰退寒消則衛氣外發而病解焉衛氣晝行六經二十五周夜行五藏二十五周寒邪淺在六經則晝與衛遇而日發深在五藏則夜與衛遇而暮發衛氣離則病休衛氣集則病作緣邪束於外則惡寒陽鬱於內則發熱陽旺而發之速

則寒少而熱多陽虛而發之遲則寒多而熱少陽氣日盛則其作日早陽氣日衰則其作日晏陽氣退敗不能日與邪爭則間日乃作此以暑蒸汗泄浴於寒水寒入汗孔舍於腸胃之外經藏之間秋傷於風閉其腠理衛氣鬱遏外無泄路內陷重陰之中鼓動外發則成瘧病也

温瘧

先傷於寒而後中於風先寒後熱是謂寒瘧先中於風而後傷於寒先熱後寒是謂温瘧以冬中風邪泄其衛氣衛愈泄而愈閉鬱爲内熱又傷於寒束其皮毛熱無出路內藏骨髓之中春陽發動內熱外出而表寒閉束欲出不能遇盛暑毒熱或用力煩勞氣蒸汗流熱邪與汗皆出表裏如焚及其盛

極而衰復反故位陰氣續復是以寒生也

癉瘧

其但熱而不寒者是謂癉瘧癉瘧即温瘧之重者以其陽盛陰虚肺火素旺一當汗出而感風寒衛鬱熱發傷其肺氣手足如烙煩寃欲嘔陽亢陰枯是以但熱無寒其熱内藏於心外舍分肉之間令人神氣傷損肌肉消鑠瘧之最劇者也

牡瘧

其寒多而熱少者是謂牡瘧以其陰盛陽虚衛鬱不能透發故寒多熱少蓋瘧病之寒因陰邪之束閉瘧病之熱緣衛陽之鬱發其相火虚虧鬱而不發則純寒而無熱相火隆盛一鬱即發則純熱而無寒其熱多者由相火之偏勝其寒多者

因相火之偏虛也瘧在少陽其脈自弦弦數者火盛則多熱弦遲者水盛則多寒理自然耳

柴胡菰薑乾薑湯

柴胡三錢 黃芩三錢 甘草二錢 人參一錢 生薑三錢 大棗三枚 乾薑三錢 菰蔞三錢

煎大半盃熱服覆衣嘔加半夏 治寒瘧先寒後熱者

柴胡桂枝乾薑湯

柴胡三錢 甘草二錢 人參一錢 茯苓三錢 桂枝三錢 乾薑三錢

煎大半盃熱服覆衣 治牝瘧寒多熱少或但寒不熱者

白虎桂枝柴胡湯

石膏三錢 知母三錢 甘草二錢 粳米半盃 桂枝三錢 柴胡三錢

煎大半盃熱服覆衣　治溫瘧先熱後寒熱多寒少或但熱不寒者

減味鱉甲煎丸

鱉甲二兩四錢　柴胡一兩二錢　黃芩六錢　人參二錢　半夏二錢　甘草二錢　桂枝六錢　芍藥一兩　丹皮一兩　桃仁四錢　阿膠六錢　大黃六錢　乾薑六錢　葶藶二錢

爲末用清酒一罈入竈下灰一升煮鱉甲消化絞汁去渣入諸藥煎濃留藥末調和爲丸如梧子大空腹服七丸日三服　治久瘧不愈結爲癥瘕名曰瘧母

傷風根原

傷風者中虛而外感也陽衰土濕中脘不運胃土常逆肺金失降胸中宗氣不得四達時時鬱勃於皮毛之間遇飲食未

消中氣脹滿阻格金火沉降之路肺金鬱發蒸泄皮毛宗氣外達是以不病一被風寒閉其皮毛肺氣壅遏不能外發故逆循鼻竅噓噴而出濕氣淫蒸清涕流溢譬之水氣蒸騰滴而爲露也水生於金肺氣上逆無以化水故小便不利素問風論勞風法在肺下巨陽引精者三日中年者五日不精者七日欬出青黃涕其狀如膿大如彈丸從口中若鼻中出不出則傷肺傷肺則死也蓋膀胱之水全是肺氣所化水利則膀胱之鬱濁下泄肺家之壅滯全消濕去而變燥故痰涕膠粘色化青黃出於口鼻肺藏不傷也少年陽衰未極肺不終鬱則氣降而化水故引精於三日中年者五日末年陽衰不能引精者七日若其終不能引久而鬱熱蒸腐則肺傷而死

矣太陽引精賴乎陽明之降中氣運轉陽明右降則肺金下達而化水尿積鬱始通陽明不降肺無下行之路太陽無引精之權也法宜泄肺而開皮毛理中而泄濕鬱濕消而鬱散氣通而水調無餘事已

紫蘇薑苓湯

蘇葉三錢 生薑三錢 甘草二錢 茯苓三錢 半夏三錢 橘皮二錢 乾薑三錢 砂仁二錢

煎大半盃熱服覆衣

齁喘根原

齁喘者即傷風之重者也其陽衰土濕中氣不運較之傷風之家倍甚脾土常陷胃土常逆水穀消遲濁陰莫降一遇清

風感襲閉其皮毛中脘鬱滿胃氣愈逆肺藏壅塞表裏不得通達宗氣逆衝出於喉嚨而氣阻喉閉不得透泄於是壅悶喘急不可名狀此齁喘之由來也輕則但作於秋冬是緣風邪之外束重則兼發於夏暑乃由濕淫之內動濕居寒熱之中水火逼蒸則生濕氣濕氣在上則隨火而化熱濕氣在下則隨水而化寒火盛則上之濕熱爲多水盛則下之濕寒斯甚此因水火之衰旺不同故其上下之寒熱亦殊而齁喘之家則上焦之濕熱不敵下焦之濕寒以其陽衰而陰旺火敗而水勝也此當温中燥土助其推遷降戊土於坎中使濁陰下泄於水道升己土於離位使清陽上達於汗孔中氣一轉而清濁易位汗溺一行而鬱悶全消則肺氣清降喘阻不作

若服清潤之劑中脘愈敗肺氣更逆是庸工之下者也

紫蘇薑苓湯

蘇葉三錢 杏仁三錢 橘皮三錢 半夏三錢 茯苓三錢 乾薑三錢 甘草二錢 砂仁二錢 生薑三錢

煎大半盃熱服覆衣 若皮毛閉束表邪不解則加麻黃

若言語譫妄內熱不清則加石膏

昌邑黄元御坤載著

清陽升露爰開七竅精神魂魄之所發聲色臭味之所司也先聖既沒千載如夢扶陰抑陽辭喬入谷箝娥青之右杜儀秦之口塞瞽曠之耳膠離朱之目禍流今古痛積人神僕也輕試老拳道宗目眇晷嬰利鏃夏侯睛傷雙睛莫莫原非大眼將軍一目䀎䀎竟作小冠子夏渺爾游魂不絕如綫操觚含毫悲憤横集作七竅解

七竅解

耳目根原

耳目者清陽之門戶也陰位於下左升而化清陽陽位於上右降而化濁陰濁陰降泄則開竅於下清陽升露則開竅於

上莫濁於渣滓故陰竅於二便而傳糞溺莫清於神氣故陽竅於五官而司見聞清陽上達則七竅空明濁陰上逆則五官晦塞晦則不睹塞則不聞明則善視空則善聽木主五色以血藏於肝血華則爲色也血陰也而陽魂生焉故血之內華者則爲色而魂之外光者則爲視金主五聲以氣藏於肺氣發則爲聲也氣陽也而陰魄生焉故氣之外發者則爲聲而魄之內涵者則爲聞木火升清清升則陽外發而爲兩目金水降濁濁降則陽體內存而爲雙耳蓋神明而精暗氣虛而血實外明乃見內虛乃聞木火陰體而陽用魂中有魄外明內暗故能見不能聞金水陽體而陰用魄中有魂內虛外實故能聞不能見目以用神耳以體靈用神則明體靈則聰

木火之用金水之體皆陽也體善存而用善發是以聰明而神靈耳聾者善視陽體已敗故神於用瞽者善聽陽用既廢故靈於體所謂絕利一源用師十倍也清陽一敗體用皆亡濁陰逆上孔竅障塞則熟視不覩泰山靜聽不聞雷霆耳目之官廢矣

目病根原

目病者清陽之上衰也金水爲陰陰降則精盈木火爲陽陽升則神化精濁故下暗神清故上光而清陽之上發必由於脈脈主於心而上絡於目心目者皆宗脈之所聚也（內經心者宗脈之所聚也又曰目者宗脈之所聚也）宗脈之陽上達九天陽氣清明則虛靈而神發所謂心藏脈而脈舍神也（靈樞經語）神氣發現開雙竅而爲

精明（素問：夫精明者，所以別白黑，視長短。）目者神氣之所遊行而出入也竅開而光露是以無微而不燭一有微陰不降則雲霧曖空神氣障蔽陽陷而光損矣淸升濁降全賴於土水木隨己土左升則陰化而爲淸陽火金隨戊土右降則陽化而爲濁陰陰暗而陽明夜晦而晝光自然之理也後世庸工無知妄作補陰泄陽避明趨暗其輕者遂爲盲瞽之子其重者竟成夭枉之民愚謬之惡決海難流也慨自師曠哲人不能回既霍之目子夏賢者不能復已喪之明況委之愚妄粗工之手雖有如炬之光如星之曜安得不殞滅而亡失乎然千古之人未有如師曠子夏之明者所謂盲於目而不盲於心也古之明者察於未象視於無形夫未象可察則象爲粕糟無形可視則形爲贅疣官骸者必徼之物神明者不朽之靈達人不用其官用其神官雖止而神自行神宇泰而天光發不飲上池而見垣人不燃靈犀而察淵魚葉蔽兩目而無遠弗照雲翳雙睛而無幽不燭如是則聽不用耳視不用目可以耳視可以目聽此之謂千古之明者何事乞照於庸工希光於下士也

疼痛

眼病疼痛悉由濁氣逆衝目居清陽之位神氣冲和光彩發露未有一綫濁陰若使濁陰衝逆遏逼清氣清氣升發而濁氣遏之二氣壅迫兩相擊撞是以作疼而濁氣之上逆全緣辛金之不斂金收而水藏之則濁陰歸於九地之下金不能斂斯水不能藏故濁陰逆塡於清位金水逆升濁陰塡塞則

甲木不得下行而衝擊於頭目頭目之痛者甲木之邪也甲木化氣於相火隨辛金右轉而溫水藏甲木不降相火上炎而刑肺金肺金被爍故白珠紅腫而熱滯也手足少陽之脈同起於目銳眥而手之三陽陽之清者足之三陽陽之濁者清則上升濁則下降手之三陽自手走頭其氣皆升足之三陽自頭走足其氣皆降手三陽病則下陷足三陽病則上逆凡下熱之證因手少陽三焦之陷上熱之證因足少陽膽經之逆故眼病之熱赤獨責甲木而不責於三焦也其疼痛而赤熱者甲木逆而相火旺其疼痛而不赤熱者甲木逆而相火虛也赤痛之久濁陰蒙蔽清陽不能透露則雲翳生而光華礙雲翳者濁氣之所鬱結也陽氣未陷續自升發則翳退

而明復陽氣一陷翳障堅老而精明喪矣其疼痛者濁氣之衝突其盲瞽者淸陽陷敗而木火不升也木火之升機在己土金水之降機在戊土己土左旋則和煦而化陽神戊土右轉則凝肅而產陰精陰精之魄藏於肺金精魄重濁是以沈降陽神之魂藏於肝木神魂輕淸是以浮升本乎天者親上本乎地者親下自然之性也脾升胃降則在中氣中氣者脾胃旋轉之樞軸水火升降之關鍵偏濕則脾病偏燥則胃病偏熱則火病偏寒則水病濟其燥濕寒熱之偏而歸於平則中氣治矣

柴胡芍藥丹皮湯

黃芩三錢酒炒 柴胡三錢 白芍藥三錢 甘草二錢 丹皮三錢

煎半盃熱服 治左目赤痛者

百合五味湯

百合三錢 五味一錢研 半夏三錢 甘草二錢 丹皮三錢 芍藥三錢

煎半盃熱服 治右目赤痛者熱甚加石膏知母

百合五味薑附湯

百合三錢 五味一錢 芍藥三錢 甘草二錢 茯苓三錢 半夏三錢 乾薑三錢 附子三錢

煎大半盃溫服 治水土寒濕而上熱赤痛者或不赤不熱而作疼痛是無上熱去百合芍藥加桂枝

茯澤石膏湯

茯苓三錢 澤瀉三錢 梔子三錢 甘草二錢 半夏三錢 石膏三錢

煎大半盃熱服　治濕熱熏蒸目珠黃赤者

桂枝丹皮首烏湯

桂枝三錢　丹皮三錢　首烏三錢　甘草二錢　茯苓三錢　半夏三錢　乾薑三錢　龍眼十個肉

煎大半盃熱服　治昏花不明而無赤痛者

桂枝菖蒲湯

柴胡三錢　桂枝三錢　丹皮三錢　生薑三錢　甘草二錢　菖蒲二錢

煎半盃熱服　治瞳子縮小者

烏梅山萸湯

五味一錢　烏梅肉三錢　山萸肉三錢　甘草二錢　首烏三錢　芍藥三錢　龍骨二錢

牡蠣三錢

煎半盃温服　治瞳子散大者

薑桂參苓首烏湯

人參三錢　桂枝三錢　甘草二錢　茯苓三錢　首烏三錢　乾薑三錢

煎半盃温服　治目珠塌陷者

芍藥棗仁柴胡湯

芍藥三錢　甘草三錢　首烏三錢　棗仁三錢生研　柴胡三錢　丹皮三錢

煎半盃熱服　治目珠突出者　醫書自唐以後無通者而尤不通者則爲眼科庸妄之徒造孽誤人毒流千古甚可痛恨謹爲洗發原委略立數法以概大意酌其藏府燥濕寒熱而用之乃可奏效若內傷不精但以眼科各家此千古必無之事也

耳病根原

耳病者濁陰之上填也陽性虛而陰性實濁陰下降耳竅乃虛虛則清徹而靈通以其沖而不盈也目者木火之終氣耳者金水之始基木火外明故神清而善發金水內虛故氣空而善內凡大塊之噫氣生物之息吹有竅則聲入聲入則籟發非關聲音之鉅細也竅竅空洞翕聚而鼓盪之故聲入而響達譬之空谷傳聲萬壑皆振聲不傳於崇山而獨振於空谷者以其虛也聲之入也以其虛而響之聞也以其靈聲入於聽宮而響達於靈府是以無微而不聞也濁氣一升孔竅堵塞則聲入而不通矣人之衰者脾陷胃逆清氣不升濁氣不降虛靈障蔽重聽不聞陰日長而陽日消竅日閉而聰日

損氣化自然之數也然竅閉於天而靈開於人達者於是有
却年還聽之術也

疼痛

耳病疼痛悉由濁氣壅塞耳以沖虛之官空靈洞徹萬籟畢收有濁則降微陰不存若使濁氣升填結滯壅腫則生疼痛久而堅實牢硬氣阻而爲熱血鬱而化火肌肉腐潰則成癰膿濁氣之上逆緣於辛金之失斂甲木之不降甲木上衝聽宮脹塞相火鬱遏經氣壅迫是以疼痛而熱腫凡頭耳之腫痛皆甲木之邪也手足少陽之脈俱絡於耳而少陽一病則三焦之氣善陷膽經之氣善逆耳病之癰腫盡甲木之爲害於三焦無關也甲木逆升相火鬱發則爲熱腫木邪衝突則

爲疼痛木氣堵塞則爲重聽仲景傷寒少陽中風兩耳無所聞太陽傷寒病人叉手自冒心師因教試令欬而不欬者此必兩耳無聞也以重發汗虛故如此耳聾者手少陽之陽虛而足少陽之陽敗耳癰者手少陽之火陷而足少陽之火逆也欲升三焦必升己土欲降甲木必降戊土中氣不運不能使濁降而清升也

柴胡芍藥茯苓湯

芍藥三錢 柴胡二錢 茯苓三錢 半夏三錢 甘草二錢 桔梗三錢

煎半盃熱服　治耳內熱腫疼痛者熱甚加黄芩膿成加丹皮桃仁

苓澤芍藥湯

茯苓三錢 澤瀉三錢 半夏三錢 杏仁三錢 柴胡三錢 芍藥三錢

煎半盃熱服 治耳流黃水者

參茯五味芍藥湯

茯苓三錢 半夏三錢 甘草二錢 人參三錢 橘皮三錢 五味一錢 芍藥三錢

煎半盃溫服 治耳漸重聽者

鼻口根原

鼻口者手足太陰之竅也脾竅於口而司五味肺竅於鼻而司五臭人身之氣陽降而化濁陰陰升而化清陽清則沖虛濁則滯塞沖虛則生其清和滯塞則鬱爲煩熱上竅沖虛而不滯塞清和而不煩熱者清氣升而濁氣降也濁降而清升故口知五味而鼻知五臭而口鼻之司臭味非第脾肺之能

也其權實由於心以心竅於舌心主臭而口主味鼻之知五臭者心也口之知五味者舌也心爲君火膽與三焦爲相火三焦升則爲清陽膽木降則爲濁陰三焦陷而膽木逆清氣降而濁氣升則鼻口滯塞而生煩熱臭味不知矣而清氣之升由鼻而上達濁氣之降自口而下行蓋鼻竅於喉口通於咽鼻者清氣之所終口者濁氣之所始也喉通於藏咽通於府喉者地氣之既升咽者天氣之初降也濁氣不降而清氣下陷則病見於口清氣不升而濁氣上逆則病見於鼻故鼻病者升其清而並降其濁口病者降其濁而兼升其清升清之權在於太陰太陰陷則乙木不能升其清降濁之機在於陽明陽明逆則辛金不能降其濁得升降之宜則口鼻之竅

和暢而清通矣

鼻病根原

鼻病者手太陰之不清也肺竅於鼻司衛氣而主降斂宗氣在胸衛陽之本貫心肺而行呼吸出入鼻竅者也肺降則宗氣清肅而鼻通肺逆則宗氣壅阻而鼻塞涕者肺氣之薰蒸也肺中清氣氤氳如霧霧氣飄灑化爲雨露而輸膀胱則痰涕不生肺金不清霧氣瘀濁不能化水則凝鬱於胸膈而痰生薰蒸於鼻竅而涕化痰涕之作皆由於辛金之不降也肺金生水而主皮毛肺氣內降則通達於膀胱肺氣外行則熏澤於皮毛外感風寒而皮毛閉秘藏府鬱遏內不能降外不能泄蓄積莫容則逆行於鼻竅鼻竅窄狹行之不及故衝激

而爲嚔噴肺氣熏騰淫蒸鼻竅是以清涕流溢涓涓而下也肺氣初逆則涕清遲而肺氣堙鬱清化爲濁則滯塞而膠粘遲而濁菀陳腐白化爲黃則臭敗而穢惡久而不愈色味如膿謂之鼻癰皆肺氣逆行之所致也其中氣不運肺金壅滿即不感風寒而濁涕時下是謂鼻淵鼻淵者濁涕下不止也素問語肺氣之鬱總由土濕而胃逆胃逆則濁氣填塞肺無降路故也

桔梗元參湯

桔梗三錢　元參三錢　杏仁三錢　橘皮三錢　半夏三錢　茯苓三錢　甘草二錢　生薑三錢

煎半盃熱服　治肺氣鬱升鼻塞涕多者

五味石膏湯

五味一錢　石膏三錢　杏仁三錢　半夏三錢　元參三錢　茯苓三錢　桔梗三錢　生薑三錢

煎半盃熱服　治肺熱鼻塞濁涕粘黃者胃寒加乾薑

黃芩貝母湯

黃芩三錢　柴胡三錢　芍藥三錢　元參三錢　桔梗三錢　杏仁三錢　五味一錢　貝母三錢去心

煎半盃熱服　治鼻孔發熱生瘡者

苓澤薑蘇湯

茯苓三錢　澤瀉三錢　生薑三錢　杏仁三錢　甘草二錢　橘皮三錢　紫蘇葉三錢

煎半盃熱服　治鼻塞聲重語言不清者

口病根原

口病者足陽明之不降也脾主肌肉而竅於口口唇者肌肉之本也素問語脾胃同氣脾主升清而胃主降濁清升濁降則唇口不病病者太陰己土之陷而陽明戊土之逆也陽明逆則甲木不降而相火上炎於是唇口疼痛而熱腫諸病生焉

脾胃不病則口中清和而無味木鬱則酸火鬱則苦金鬱則辛水鬱則鹹自鬱則甘口生五味者五藏之鬱而不得土氣則味不自生以五味司於脾土也心主五臭入腎爲腐心爲火而腎爲水土者水火之中氣水泛於土則濕生火鬱於土則熱作濕熱薰蒸則口氣腐穢而臭惡太陰以濕土主令陽明從燥金化氣脾病則陷胃病則逆口唇之病燥熱者多濕

寒者少，責在陽明，不在太陰。然陽明上逆，而生燥熱，半因太陰下陷，而病濕寒。清潤上焦之燥熱，而不助下焦之濕寒，則得之矣。

甘草黃芩湯

甘草二錢　黃芩二錢　茯苓三錢　半夏三錢　石膏三錢

煎半盃，熱服。治濕熱薰蒸，口氣穢惡者。

貝母元參湯

貝母三錢　元參三錢　甘草二錢　黃芩二錢

煎半盃，熱嗽徐咽。熱甚，加黃連、石膏。治口瘡熱腫。

桂枝薑苓湯

芍藥四錢　桂枝二錢　乾薑三錢　茯苓三錢　甘草二錢　元參三錢

煎大半盃溫服　治脾胃濕寒膽火上炎而生口瘡者

舌病

心竅於舌舌者心之官也心屬火而火性升其下降者胃土右轉金斂而水藏之也胃逆而肺金失斂則火遂其炎上之性而病見於舌疼痛熱腫於是作焉火之爲性降則通暢升則堙鬱鬱則胎生舌胎者心液之瘀結也鬱於土則胎黃鬱於金則胎白火盛而金燥則舌胎白澁火衰而金寒則舌胎白滑火衰而土濕則舌胎黃滑火盛而土燥則舌胎黃澁五行之理旺則侮其所不勝衰則見侮於所勝水者火之敵水勝而火負則胎黑而滑水負而火勝則胎黑而澁凡光滑滋潤者皆火衰而寒凝凡芒刺焦裂者皆火盛而燥結也心主

言而言語之機關則在於舌舌之屈伸上下者筋脈之柔和也筋司於肝肝氣鬱則筋脈短縮而舌卷不能言靈樞經脈足厥陰氣絕則筋絕筋者聚於陰器而脈絡於舌本脈弗榮則筋急筋急則引舌與卵故脣青舌卷卵縮足太陰氣絕則脈不榮其脣舌脈不榮則舌萎人中滿素問熱論少陰脈貫腎絡於肺繫舌本故口燥舌乾而渴足三陰之脈皆絡於舌凡舌病之疼痛熱腫則責君火之升炎若其滑濇燥濕攣縮弛長諸變當於各經求之也

苓連芍藥湯

黃芩三錢　黃連一錢　甘草二錢　貝母二錢去心　丹皮三錢　芍藥三錢

煎半盃熱服　治舌瘡疼痛熱腫

桂枝地黄湯

桂枝三錢 芍藥三錢 生地三錢 阿膠三錢 當歸三錢 甘草二錢

煎大半盃温服 治肝燥舌卷者若中風强舌語拙或雜證舌萎言遲皆脾腎濕寒不宜清涼滋潤勿服此方

牙痛

牙痛者足陽明之病也手陽明之經起於手之次指上頸貫頰而入下齒足陽明之經起於鼻之交頞下循鼻外而入上齒手之三陽陽之清者足之三陽陽之濁者濁則下降清則上升手陽明升足陽明降濁氣不至上壅是以不痛手陽明以燥金主令足陽明以戊土而化氣於燥金戊土之降以其燥也太陰盛而陽明虚則戊土化濕逆而不降並阻少陽甲

木之經不得下行牙床者胃土所司胃土不降濁氣壅迫甲木逆衝攻突牙床是以腫痛甲木化氣於相火相火失根逆行而上炎是以熱生牙蟲者木鬱而爲蠹也甲木鬱於濕土之中腐敗蠹朽故蟲生而齒壞牙齒爲骨之餘氣足少陰腎水之所生也水盛於下而根於上牙者水之方芽於火位而未盛者也五行之理水能勝火而火不勝水水火一病則水勝而火負事之常也而齒牙之位以癸水之始基微陰初凝根荄未壯一遭相火逆升熏蒸炎烈挾焦石流金之力而勝盃水勢自易易以少水而爍於壯火未可以勝負尋常之理相提而並論也

黃芩石膏湯

黃芩三錢 石膏三錢 甘草生二錢 半夏三錢 升麻二錢 芍藥三錢

煎半盃熱服徐咽 治牙疼齦腫

柴胡桃仁湯

柴胡三錢 桃仁三錢 石膏三錢 骨碎補三錢

煎半盃熱服徐咽 治蟲牙

咽喉

咽喉者陰陽升降之路也靈樞經脈胃足陽明之脈循喉嚨而入缺盆脾足太陰之脈挾咽而連舌本心手少陰之脈挾咽而繫目系小腸手太陽之脈循咽而下胸膈腎足少陰之脈循喉嚨而挾舌本肝足厥陰之脈循喉嚨而入頏顙五藏六府之經不盡循於咽喉而咽爲六府之通衢喉爲五藏之

總門脈有岐出而呼吸升降之氣則別無他經也六府陽也而陽中有陰則氣降故濁陰由咽而下達五藏陰也而陰中有陽則氣升故清陽自喉而上騰蓋六府者傳化物而不藏不藏則下行是天氣之降也五藏者藏精氣而不泄不泄則上行是地氣之升也地氣不升則喉病喉病者氣塞而食通天氣不降則咽病咽病者氣通而食塞先食阻而後氣梗者是藏完而府傷之也先氣梗而後食阻者是府完而藏傷之也而總之咽通六府而胃爲之主喉通五藏而肺爲之宗陽衰土濕肺胃不降濁氣堙鬱則病痺塞相火升炎則病腫痛下竅爲陰上竅爲陽陰之氣濁陽之氣清清氣涼而濁氣熱故清氣下陷則涼泄於䰟門濁氣上逆則熱結於喉嚨也

甘草桔梗射干湯

甘草生二錢　桔梗三錢　半夏三錢　射干三錢

煎半盃熱嗽徐服　治咽喉腫痛生瘡者

貝母升麻鼈甲湯

貝母三錢　升麻二錢　丹皮三錢　元參三錢　鼈甲三錢

煎半盃熱嗽徐服　治喉瘡膿成者

聲音

聲音者手太陰之所司也肺藏氣而氣之激宕則爲聲故肺病則聲爲之不調氣病則聲爲之不暢而氣之所以病者由於己土之濕手陽明主令於燥金手太陰化氣於濕土陽明旺則金燥而響振太陰盛則土濕而聲瘖譬之琴瑟簫鼓遇

晴明而清越值陰晦而沉濁燥濕之不同也燥爲陽而濕爲陰陽旺則氣聚而不泄氣通而不塞聚則響而通則鳴脣缺齒落而言語不清者氣之泄也涕流鼻淵而聲音不亮者氣之塞也然聲出於氣而氣使於神靈樞憂恚無言喉嚨者氣之所以上下者也會厭者聲音之戶也口脣者聲音之扇也舌者聲音之機也懸雍者聲音之關也頏顙者分氣之所泄也橫骨者神氣所使主發舌者也葢門戶之開闔機關之啓閉氣爲之也而所以司其遲疾時其高下開闔適宜而啓閉中節者神之所使也是故久嗽而音啞者病在聲氣中風而不言者病在神明聲氣病則能言而不能響神明病則能響而不能言聲氣出於肺神明藏於心四十九難肺主五聲入

心爲言緣聲由氣動而言以神發也聞之婦人在軍金鼓不振李少卿軍有女子擊鼓起士而鼓不鳴然則調聲音者益清陽而驅濁陰一定之理也

茯苓橘皮杏仁湯

茯苓三錢 半夏三錢 杏仁三錢 百合三錢 橘皮三錢 生薑三錢

煎半盃熱服　治濕旺氣鬱聲音不亮者

百合桔梗雞子湯

百合三錢 桔梗三錢 五味一錢 雞子白一枚

煎半盃去滓入雞子清熱服　治失聲瘖啞者

鬚髮

鬚髮者手足六陽之所榮也靈樞陰陽二十五人手三陽之

上者皆行於頭陽明之經其榮髭也少陽之經其榮眉也太陽之經其榮鬚也足三陽之上者亦行於頭陽明之經其榮髯也少陽之經其榮鬢也太陽之經其榮眉也凡此六經血氣盛則美而長血氣衰則惡而短夫鬚髮者營血之所滋生而實衛氣之所發育也血根於上而盛於下氣根於下而盛於上鬚髮上盛而下衰者手足六陽之經氣盛於上故也靈樞決氣上焦開發宣五穀味熏膚充身澤毛若霧露之溉是謂氣冬時陽氣內潛而爪髮枯脆夏日陽氣外浮而爪鬚和澤緣鬚髮之生血以濡之所以滋其根荄氣以煦之所以榮其枝葉也宦者傷其宗筋血泄而不滋則氣脫而不榮是以無鬚與婦人正同然則鬚落髮焦者血衰而實氣敗當於營

衛二者雙培其本支則得之矣

桂枝柏葉湯

首烏三錢 桂枝三錢 丹皮三錢 生地三錢 柏葉三錢 生薑三錢 人參三錢 阿膠三錢

煎大半盃溫服 治鬚落髮焦枯燥不榮黃澁早白加桑椹黑豆陽衰土濕者加乾薑茯苓肺氣不充重用黃耆肺主皮毛故也

[illegible]

四聖心源卷九

昌邑黃元御坤載著

瘡瘍之病，因寒邪傷營，血澁氣阻，積鬱成熱，肉腐爲膿。陽盛則紅腫而外發，陰盛則黑塌而內陷。其輕則疥癬之疾，其重則腹內之病。靈樞義晳而無方，金匱法畧而未備。後世外科之家，仰鑽莫入，茫若其言。玉版塵封，金匱雲埋，知若亞父，遭此難而身傾，賢如伯牛，遘斯疾而命隕。賢智不解其義，而况餘子乎！往年目病，悔爲庸妄所誤，寒泄脾陽，耳後壅腫，清膿如注，又幾誤於外科之手，游息浮揚，一縷未斷。念之至今，病悸作瘡瘍解。

瘡瘍解

癰疽根原

癰疽者寒、傷營血之病也血之爲性溫則流行寒則凝澁寒、
傷營血凝澁不運衛氣鬱阻蓄而爲熱熱盛則肉腐爲膿膿
瘀不泄爛筋而傷骨骨髓消爍經脈敗漏熏於五藏藏傷則
死矣癰病淺而疽病深淺則輕而深則重癰者營衛之壅於
外也疽者氣血之阻於內也營衛之壅遏有盛有不盛故腫
有大小穴俞開而風寒、入寒鬱爲熱隨孔竅而外發故其形
圓疽之外候皮夭而堅癰之外候皮薄而澤陰陽淺深之分
也靈樞癰疽寒、邪客於、經脈之中則血澁血澁則不通不通
則衛氣歸之不得復反故壅腫寒氣化爲熱熱盛則腐肉肉
腐則爲膿癰成爲熱而根原於、外寒故癰疽初起當溫經而
散寒、行營而宣衛及其寒化爲熱壅腫痛楚於此營衛遏閉

之秋仍宜清散於經絡至於膿血潰泆經熱外泄營衛俱敗自非崇補氣血不能復也如其經絡陰凝腫熱外盛氣血虛寒膿汁清稀則更當溫散而暖補之不可緩也若夫瘡瘍疥癬之類其受傷原淺但當發表而泄衛無事他方也

桂枝丹皮紫蘇湯

桂枝三錢 芍藥三錢 甘草二錢 丹皮三錢 蘇葉三錢 生薑三錢

煎大半盃熱服覆取微汗 治癰疽初起 金匱諸脈浮數應當發熱而反灑淅惡寒若有痛處當發瘡癰癰疽因外感寒邪傷其營血營傷而裹束衛氣衛氣鬱阻不得外達故見惡寒衛鬱熱發肉腐膿化則成癰疽初起經絡鬱過必當發表表解汗出衛鬱透泄經絡通暢則腫痛消除

不作膿也若不得汗宜重用青萍發之表熱太盛用地黃天冬涼泄經絡之鬱衛氣太虛用黃芪益其經氣

丹皮黃芪湯

桂枝三錢 桃仁三錢 甘草二錢 桔梗三錢 丹皮三錢 生薑三錢 元參三錢 黃芪三錢生

煎大半盃熱服治皮肉壅腫癰疽已成者熱盛重用黃芪天冬地黃

排膿湯

甘草二錢炙 桔梗三錢 生薑三錢 大棗三枚

煎大半盃温服 治膿成熱劇皮肉鬆軟者

桂枝人參黃芪湯

人參三錢黃芪炙三錢桂枝三錢甘草炙二錢當歸三錢芍藥三錢茯苓三錢
丹皮三錢

煎大半盃温服　治膿泄熱退營衛雙虛者

黃芪人參牡蠣湯

黃芪三錢人參三錢甘草二錢五味一錢生薑三錢茯苓三錢牡蠣三錢

煎大半盃温服　治膿泄後潰爛不能收口洗淨敗血腐

肉用龍骨象皮細末少許收之貼仙靈膏

仙靈膏

地黃八兩當歸二兩甘草二兩黃芪二兩丹皮一兩桂枝一兩

麻油一觔黃丹八兩熬膏入黃蠟白蠟乳香没藥各一兩

鑵收膿後潰爛久不收口洗淨貼一日一換計日平復

大黃牡丹湯

大黃三錢　芒硝三錢　冬瓜子二錢　桃仁三錢　丹皮三錢

煎大半盃熱服　治疽近腸胃內熱鬱蒸者

參芪苓桂乾薑湯

人參三錢　黃芪三錢　甘草二錢　茯苓三錢　桂枝三錢　乾薑三錢　丹皮二錢

煎大半盃溫服　治陰盛內寒及膿清熱微者甚加附子

仙掌丹

班貓八錢去頭翅糯米炒黃用去米川產者良餘處不可用　前胡四分炒　乳香一錢去油　沒藥一錢去油　血竭一錢　元參四分　冰片五分　麝香五分

研細鉼收凡陽證癰疽初起針破瘡頂點藥如芥粒外用

膏藥貼之頃刻流滴黃水半日即消重者一日一換一兩

日愈神效膿成無用陰證不治

瘰癧根原

瘰癧者足少陽之病也足少陽以甲木而化氣於相火其經自頭走足行身之旁目之外眥上循耳後從頸側而入缺盆下胸腋而行脇肋降於腎藏以溫癸水相火降蟄故癸水不至下寒而甲木不至上熱而甲木之降由於辛金之斂辛金之斂緣於戊土之右轉也戊土不降少陽逆行經氣壅遏相火上炎瘀熱摶結則瘰癧生焉肝膽主筋筋脈卷屈而壅腫故磊落歷碌頑硬而堅實也靈樞經脈膽足少陽之經是動則病口苦心脇痛缺盆中腫痛腋下腫馬刀挾癭馬刀挾癭者足少陽之脈循缺盆挾胸膈而走脇肋其經彎如馬刀而

瘻瘤挾生也金匱痺挾背行若腸鳴馬刀挾癭者皆爲勞得之此以勞傷中氣戊土逆升少陽經脈降路壅阻相火鬱蒸故令病此病在筋而不在肉故堅而不潰潰而不斂較之諸瘡最難平復而相火升炎上熱日增脾腎陽虧下寒日劇久而陽敗土崩遂傷性命非傷於血肉之潰乃死於中氣之敗也法當培中氣以降陽明肺胃右行相火下潛甲木榮暢而歸根則瘡自平矣

柴胡芍藥半夏湯

柴胡三錢　芍藥三錢　元參三錢　甘草二錢　半夏三錢　丹皮三錢　牡蠣三錢　鱉甲三錢

煎大半盃熱服上熱甚者加黃芩地黃血虛木燥加首烏

腫痛加貝母膿成加桔梗

癩風根原

癩風者風傷衛氣而營鬱未盡泄也衛性收斂營性發揚風傷衛氣閉其皮毛風愈泄則衛愈閉其性然也衛閉則營血不得外發於是鬱蒸而生裏熱六日經盡營熱鬱發衛不能閉則腫透皮毛而見紅斑斑發熱除則病愈矣若衛閉不開斑點莫出營熱內遏臟府蒸焚則成死證風以木氣而善疏泄其衛氣之閉者風泄之也其衛氣之閉而終開者亦風泄之也初時感冒經熱未盛則氣閉而風不能泄經盡之後營熱蒸發則風泄而氣不能閉是以疹見風有强弱之不同氣有盛衰之非一風强而氣不能閉則斑點盡出氣盛而風不

能泄則斑點全無若風氣相搏勢力均平風强而外泄氣盛
而內閉風强則內氣不能盡閉氣盛則外風不能盡泄泄之
不透隱見於皮膚之內是謂癮疹氣之不透泄鬱而爲癢癢
者謂之泄風又曰脉風泄風者風之未得盡泄而遺熱於經
脉之中也泄風不愈營熱內鬱久而經絡蒸淫肌肉腐潰發
爲痂癩是名癩風肺司衛氣而主皮毛衛氣清和熏膚充身
澤毛若霧露之溉焉則皮毛榮華衛氣鬱閉髮膚失其熏澤
故膚腫而毛落肺竅於鼻宗氣之所出入宗氣者衛氣之本
大氣之摶而不行積於胸中以貫心肺而行呼吸者也衛氣
閉塞則宗氣蒸瘀失其清肅故鼻柱壞也大凡溫疫中風發
表透徹紅斑散布毫髮無鬱必無此病法宜泄衛鬱而清營

熱泱腐敗而生新血經絡清暢痂癩自平矣

紫蘇丹皮地黄湯

蘇葉三錢　生薑三錢　甘草二錢　丹皮三錢　芍藥三錢　地黄三錢

煎大半盃熱服覆衣取汗若不得汗重用青萍發之外以青萍熱湯熏洗以開汗孔汗後用破鬱行血之藥通其經絡退熱消蒸之劑清其營衛腐去新生自能平愈但涼營泄熱之品久服則脾敗當酌加薑桂行經之藥不至内泄脾陽則善矣

痔漏根原

痔漏者手太陽之病也手之三陽自手走頭足之三陽自頭走足手三陽之走頭者清陽之上升也足三陽之走足者濁

陽之下降也足三陽病則上逆而不降手三陽病則下陷而不升素問氣厥論小腸移熱於大腸爲虙瘕爲沉痔五行之理升極必降降極必升升則陰化爲陽降則陽化爲陰水本潤下足少陰以癸水而化君火者降極則升也火本炎上手太陽以丙火而化寒水者升極則降也手太陽病則丙火下陷不上升而化寒水是以小腸有熱五藏六府病則傳其所勝以丙火而化庚金是以移熱於大腸𩲡門處大腸之末丙火傳金陷於至下之地是以痔生於肛也然病在於二腸而究其根原實因於脾素問生氣通天論因而飽食筋脈横解腸澼爲痔以過飽傷脾脾氣困敗不能消磨水穀莫化下趨二腸而爲泄利泄則脾與二腸俱陷丙火陷於肛門此痔病

所由生也氣統於肺而肺氣之降者胃土之右轉也血藏於肝而肝血之升者脾土之左旋也凡經絡藏府之氣皆受於肺凡經絡藏府之血皆受於肝戊土一降而諸氣皆降已土一升則諸血皆升脾土濕陷則肝木下鬱而血不上行故脫失於大便凝則爲虙瘕流則爲沈痔沈處者皆肝血之下陷無二理也靈樞邪氣藏府病形腎脈微濇爲不月沈痔血流於後則爲沈痔血凝於前則爲不月不月卽虙瘕也金匱小腸有寒者其人下重便血有熱者必痔痔與下重便血皆丙火之陷下火衰而陷者則下重便血而不痔火未衰而陷者則下重便血而痔生要之痔家熱在魄門而脾與小腸無不寒濕緣丙火不虛則不陷陷則下熱而中寒丙火上升而化

寒水者常也下陷而不化寒水是以生熱陷而不升故熱在魄門而不在腸胃也此病一成凡遇中氣寒鬱則火陷而痔發無論其平日卽其痔發肛熱之時皆其寒濕內作之會而醫工不知也經血陷流習爲熱路歲久年深時常滴漏則爲漏病譬如器漏而水泄也

茯苓石脂湯

茯苓三錢 丹皮三錢 桂枝三錢 芍藥四錢 甘草二錢 乾薑二錢炒 赤石脂三錢 升麻一錢

煎大半盃溫服 治痔漏腫痛下血肛熱加黃連木燥加阿膠

四聖心源卷十

昌邑黃元御坤載著

婦人之證率與男子無殊惟其經脈胎產三十六病則與丈夫不同其源流通塞實資於調燮花萼長消端賴於栽培降自後世此義遂乖傷暘谷之忽寒歎溫泉之遽沍泛桃花之巨浪决瓠子之洪波乃使春華易萎秋實難成胎傷卵破女德無終玉折蘭摧婦怨何極僕本恨人痛心在目作婦人解

婦人解

經脈根原

經脈者風木之所化生也人與天地相參也與日月相應也靈樞經語男子應日女子應月月滿則海水西盛魚腦充蚌蛤實

經脈溢，月晦則海水東盛，魚腦減，蚌蛤虛，經脈衰。月有圓缺，陰有長消，經脈調暢，盈縮按時，月滿而來，月虧而止者，事之常也。金主收斂，木主疏泄，金斂而木不能泄，則過期不來；木疏而金不能斂，則先期而至。收斂之極，乃斷絕而不行；疏泄之甚，故崩漏而不止。木鬱或中變爲熱，水鬱則始終皆寒。其重者亡身而殞命，其輕者絕產而不生，非細故也。其凝而不解者，水寒而木鬱也。腎肝陰旺，經脈凝沍，既堙鬱而腐敗，乃成塊而紫黑。調經養血之法，首以崇陽爲主也。蓋經水之原，化於己土，脾陽左旋，溫升而生營血，所謂中焦受氣取汁，變化而赤，是謂血也（靈樞經語）。血藏於肝而總統於衝任，陰中陽盛，生意沛然，一承雨露，煦濡長養，是以成孕而懷子。譬之於土陽氣冬藏水泉温暖春木發揚凍解冰消暖氣升騰故萬物生焉使冬無地下之暖雖有陽和司令亦成寒谷不生矣後世庸工全昧此理滋陰涼血伐泄生陽變膏腴之壤作不毛之地擢後凋之木爲朝華之草目擊此風良深永歎仲景垂温經一法吹鄒子之暖律飄虞帝之薰風古訓昭然來者當熟復而詳味也

閉結

經脈閉結緣於肝木之鬱血者木中之津液也木性喜達木氣條達故經脈流行不至結澁木氣鬱陷發生不遂則經血凝滯閉結生焉乙木既陷甲木必逆乙木遏陷温氣不揚則生下熱甲木衝逆相火不歸則生上熱經脈燔蒸而升降阻

格內無去路則蒸發皮毛泄而爲汗汗出熱退皮毛旣闔而經熱又作熱日作而血日耗汗日泄而陽日敗久而困憊尪羸眠食廢損人知其經熱之盛而不知其脾陽之虛誤以涼營泄熱之藥投之脾陽頹敗速之死矣其肝膽固屬燥熱其脾腎則是濕寒治當分別而調劑之未可專用清涼也蓋木生於水而長於土乙木之溫卽脾陽之左升也水寒土濕木氣不達抑鬱盤塞則經脈不通以其生氣失政而疏泄不行也未有脾陽健運木陷而血瘀者其肝木之陷咎在於脾其膽木之逆咎在於胃己土不升則戊土不降中氣莫運故四維不轉非第肝膽之過也若見其閉結輒用開通中氣已虧再遭攻下強者幸生弱者立斃十全二三甚非良法也

桂枝丹皮桃仁湯

桂枝三錢芍藥三錢丹皮三錢桃仁三錢甘草二錢茯苓三錢丹參三錢

煎大半盃溫服上熱加黃芩中寒加乾薑中氣不足加人參血塊堅鞕加鱉甲䗪蟲脾鬱加砂仁

崩漏

經脈崩漏因於肝木之陷肝木主生生意暢遂木氣條達則經血溫升不至下泄生意鬱陷木氣不達經血陷流則病崩漏木氣疏泄血藏肝木而不致疏泄者氣舉之也氣性降而血性升氣降於下又隨肝木而左升血升於上又隨肺金而右降血之在上者有氣以降之血之在下者有氣以升之是以藏而不泄也肝木鬱陷升發不遂氣愈鬱而愈欲泄木欲

泄而金斂之故梗澁而不利金欲斂而木泄之故淋漓而不收金能斂而木不能泄則凝瘀而結塞木能泄而金不能斂則滂沛而橫行其原全由於土敗土者血海之堤防也堤防堅固則瀾安而波平堤防潰敗故泛濫而傾注崩者堤崩而河決漏者堤漏而水滲也緣乙木生長於水土水旺土濕脾陽陷敗不能發達木氣升舉經血於是肝氣下鬱而病崩漏也後世庸醫崩漏之法荒唐悖謬何足數也

桂枝薑苓湯

甘草二錢　茯苓三錢　桂枝三錢　芍藥三錢　乾薑三錢　丹皮三錢　首烏三錢

煎大半盃溫服　治經漏

桂枝薑苓牡蠣湯

甘草二錢 茯苓三錢 桂枝三錢 芍藥三錢 乾薑三錢 丹皮三錢 首烏三錢 牡蠣三錢

煎大半盃溫服　治血崩氣虛加人參

先期後期

先期者木氣之疏泄崩漏之機也後期者木氣之遏鬱閉結之機也其原總由於脾濕而肝陷木氣鬱陷不得發揚則經血凝瘀莫能通暢無論先期後期血必結澁而不利其通多而塞少者木氣泄之故先期而至以經血上行則血室不見其有餘必月滿陰盈而後來血陷則未及一月而血室已盈是以來早其塞多而通少者木不能泄則後期而至以木氣鬱遏疏泄不行期過一月而積蓄既多血室莫容然後續下

是以來遲也

桂枝薑苓湯

丹皮三錢　甘草二錢　茯苓三錢　首烏三錢　乾薑三錢　桂枝三錢　芍藥三錢

煎大半盃温服　治經水先期

薑苓阿膠湯

丹皮三錢　甘草二錢　桂枝三錢　茯苓三錢　乾薑三錢　丹參三錢　首烏三錢　阿膠三錢

煎大半盃温服　治經水後期

結瘀紫黑

經水結瘀紫黑血室寒沍而凝澁也血之爲性温則行寒則滯滯久則堙鬱而腐敗是以成塊而不鮮此以土濕水寒木

氣鬱塞之故庸工謂之血熱據其木鬱生熱而昧其水土之濕寒禍世非小也

苓桂丹參湯

丹皮三錢 甘草二錢 乾薑三錢 茯苓三錢 桂枝三錢 丹參三錢

煎大半盃溫服

經行腹痛

經行腹痛肝氣鬱塞而刑脾也緣其水土濕寒乙木抑遏血脈凝澁不暢月滿血盈經水不利木氣壅迫疏泄莫遂鬱勃衝突克傷脾藏是以腹痛中氣不運胃氣上逆則見惡心嘔吐之證血下以後經脈疏通木氣鬆和是以痛止此多絶產不生溫燥水土通經達木經調痛去然後懷子其痛在經後

者血虛肝燥風木克土也以經後血虛肝木失榮枯燥生風賊傷土氣是以痛作也

苓桂丹參湯

丹皮三錢　甘草二錢　丹參三錢　乾薑三錢　桂枝三錢　茯苓三錢

煎大半盃溫服　治經前腹痛

歸地芍藥湯

當歸三錢　地黃三錢　芍藥三錢　甘草二錢　桂枝三錢　茯苓三錢　首烏三錢

煎大半盃溫服　治經後腹痛

熱入血室

經水適來之時外感中風發熱惡寒七八日後六經既遍表解脈遲熱退身涼而胸脇痞滿狀如結胸語言譫妄神識不

清此謂熱入血室也以少陽之經下胸貫膈而循脇裏少陽厥陰表裏同氣血藏於厥陰熱入血室同氣相感自厥陰而傳少陽甲木逆升經氣不降橫塞胸脇故狀如結胸君相感應相火升炎而爍心液故作譫語肝主血心主脈血行脈中血熱則心病也蓋經下之時血室新虛風傷衛氣衛氣閉斂營鬱熱發熱自經絡而入血室勢所自然宜清厥陰少陽之經泄熱而涼血也

柴胡地黃湯

柴胡三錢 黃芩三錢 甘草二錢 芍藥三錢 丹皮三錢 地黃三錢

煎大半盃溫服表未解者加蘇葉生薑

雜病根原

婦人之病多在肝脾兩經土濕木鬱生氣不達奇邪淫泆百病叢生而陽虛積冷者多陰虛結熱者少以其燥熱在肝膽濕寒在脾腎土濕木鬱而生表熱者十之八九土燥水虧而生裏熱者百無一二也

帶下

帶下者陰精之不藏也相火下衰腎水澌寒經血凝瘀結於少腹阻格陰精上濟之路腎水失藏肝木疏泄故精液淫泆流而爲帶帶者任脈之陰旺帶脈之不引也五藏之陰精皆統於任脈任中陽秘帶脈橫束環腰如帶爲之收引故精斂而不泄任脈寒沍帶脈不引精華流溢是謂帶下水下泄則火上炎故多有夜熱毛蒸掌煩口燥之證而下寒上熱之原

則過不在於心腎而在於脾胃之濕蓋氣根於腎坎之陽也升於木火而藏於肺血根於心離之陰也降於金水而藏於肝金性收斂而木性生發金隨胃降收斂之政行離陰下潛而化濁陰是以氣涼而水暖木從脾升生發之令暢坎陽上達而化清陽是以血溫而火清陽不鬱則熱不生陰不鬱則寒不作也土濕則脾胃不運陰陽莫交陽上鬱而熱生於氣陰下鬱而寒生於血血寒故凝澁而瘀結也仲景溫經一湯溫中去濕清金榮木活血行瘀誠爲聖法至於瘀血堅凝則用土瓜根散精液滑泄則用礬石丸法更密矣

溫經湯

人參三錢 甘草二錢 乾薑三錢 桂枝三錢 茯苓三錢 丹皮三錢 當歸三錢 阿膠

三錢麥冬三錢芍藥三錢芎藭二錢茱萸二錢

煎一盃溫服　治婦人帶下及少腹寒冷久不受胎或崩漏下血或經來過多或至期不來陰精流瀉加牡蠣瘀血堅鞕加桃仁鱉甲

骨蒸

骨蒸者肝木之不達也肝木生於腎水陽根在水春氣一交隨脾土左升則化肝木木氣升發和煦溫暢及臻夏令水中之陽盡達於九天則木化而爲火木火生長是以骨髓清涼下熱不生水寒土濕肝木不升溫氣下鬱陷於腎水則骨蒸夜熱於是病焉以腎主骨也肝木鬱陷而生下熱則膽木衝逆而生上熱肝木下陷必克脾土膽木上逆必克戊土脾胃

俱病上不能容而下不能化飲食減損肌肉消瘦淹滯纏綿漸至不起庸醫不解以爲陰虛率以滋陰瀉熱之劑愈敗土氣土敗陽傷無有不死也是宜燥土暖水升達木氣木鬱條達熱退風清骨蒸自愈原非陰虛血熱之症清涼之品未可過用以伐中氣也

苓桂柴胡湯

茯苓三錢 甘草二錢 丹皮三錢 桂枝三錢 芍藥三錢 柴胡三錢 半夏三錢

煎大半盃溫服熱蒸不減加生地黃芩蒸退卽用乾薑附子以溫水土

胎妊解

胎妊者土氣所長養也兩精相搏二氣妙凝清升濁降陰陽

肇基血以濡之化其神魂氣以煦之化其精魄氣統於肺血
藏於肝而氣血之根總原於土土者所以滋生氣血培養胎
妊之本也木火以生長之金水以收成之土氣充用四維寄
旺涵養而變化之五氣皆足十月而生矣土衰而四維失灌
藏氣不厚則木不能生生氣不厚則火不能長長氣不厚則
金不能收收氣不厚則水不能成生長之氣薄則胎不發育
收成之氣薄斯胎不堅完木火衰乃傷墮於初結之月金水
弱乃殞落於將成之時血生於木火氣化於水金而土則四
象之中氣也故養胎之要首在培土土運則清其火金而上
不病熱暖其水木而下不病寒木溫而火清則血流而不凝
也金涼而氣暖則氣行而不滯也氣血環抱而煦濡之形神

磐固永無半產之憂矣

結胎

胎妊之結生長資乎木火收成藉乎金水土者四象之母其絪緼變化煦濡滋養全賴乎土脾以已土而主升升則化陽而善消胃以戊土而主降降則化陰而善受胎之初結中氣凝塞升降之機乍而堙鬱沖和之氣漸而壅滿其始胃氣初鬱滋味厭常而喜新及其兩月胎成則胃氣阻逆惡心嘔吐食不能下遲而中氣迴環胃土續降然後能食胃土降則心火下行而化水脾土升則腎水上交而化火胎氣在中升降不利乃水偏於下潤而火偏於上炎水潤下者火不交水而坎陽虛也火炎上者水不濟火而離陰弱也是故妊娠之證

下寒而上熱妊娠之脈尺微而寸洪仲景金匱婦人得平脈陰脈小弱其人渴不能食無寒熱名妊娠寸爲陽尺爲陰陰脈小弱者尺之微也素問平人氣象論婦人手少陰脈動甚者妊子也手少陰之經循臑內後廉而走小指脈動在神門神門在掌後銳骨之中雖非寸口然太陰之左寸亦可以候神門脈動者寸口必動手少陰脈動者寸之洪也推之左寸脈動者右寸必動男胎動於左寸女胎動於右寸亦自然之理也十九難男脈在關上女脈在關下男子寸大而尺小女子寸小而尺大者常也胎氣一結虛實易位大小反常緣於中氣之壅阻也陰陽鬱格最易爲病法宜行鬱理氣爲主未可遽用塡補之劑也

豆蔻苓砂湯

白蔻一錢生研 杏仁二錢 甘草一錢 砂仁一錢炒研 芍藥二錢 丹皮三錢 茯苓三錢 橘皮一錢

煎大半盃溫服 治胎孕初結惡心嘔吐昏暈燥渴證緣中氣鬱阻胃土不降以此開鬱降濁清膽火而行肝血內熱加清涼之味內寒加溫暖之品酌其藏府陰陽而調之

墮胎

胎之結也一月二月木氣生之三月四月火氣生之五月六月土氣化之七月八月金氣收之九月十月水氣成之五氣皆足胎完而生矣而土為四象之母始終全藉乎土土中陽旺則胎氣發育十月滿足不至於墮蓋胎妊之理生發乎木

火收藏於金水而四象之推遷皆中氣之轉運也陽蟄地下左旋而化乙木和煦溫暢萬物資生者己土之東升也陰凝天上右轉而化辛金清涼肅殺萬寶告成者戊土之西降也木升火化而胎氣暢茂金降水生而胎氣堅完生長之氣衰則胎墮於初結收成之力弱則胎殞於將完其實皆土氣之虛也土生於火而克於木火旺則土燥而木達火衰則土濕而木鬱乙木鬱陷而克己土土氣困敗胎妊失養是以善墮胎妊欲墮腰腹必痛痛者木陷而克土也木生於水而長於土土濕水寒乙木乃陷三十六難命門者諸精神之所舍原氣之所係男子以藏精女子以繫胞命門陽敗腎水澌寒侮土滅火不生肝木木氣鬱陷而賊脾土此胎孕墮傷之原也

薑桂苓參湯

甘草二錢 人參三錢 茯苓三錢 乾薑三錢 桂枝三錢 丹皮三錢

煎大半盃溫服腹痛加砂仁芍藥

胎漏

結胎之後經水滋養子宮化生血肉無有羸餘是以斷而不行其胎結而經來者必有瘀血阻格緣胎成經斷血室盈滿不復流溢肝脾陽弱莫能行血養胎之餘易致堙瘀瘀血蓄積阻礙經絡胎妊漸長隧道壅塞此後之血不得上濟月滿陰盈於是下漏按其胎之左右必有癥塊或有平日原有宿癥亦能致此若內無瘀血則是肝脾下陷經血亡脫其胎必墜若血下而腹痛者則是胞氣壅礙土鬱木陷肝氣賊脾也

金匱名爲胞阻宜疏木達鬱而潤風燥其漏血腹痛自止

桂枝地黃阿膠湯

甘草二錢　地黃三錢　阿膠三錢　當歸三錢　桂枝三錢　芍藥三錢　茯苓三錢　丹皮三錢

煎大半盃溫服　治妊娠血下腹痛者

桂枝茯苓湯

桂枝三錢　茯苓三錢　甘草二錢　丹皮三錢　芍藥三錢　桃仁三錢

煎大半盃溫服　治妊娠下血癥塊連胎者輕者作丸緩以消之

產後根原

產後血虛氣憊諸病叢生病則永年畢世不得平復彌月之

後氣血續旺乃可無慮蓋妊娠之時胎成一分則母氣盜泄一分胎氣漸成母氣漸泄十月胎完而母氣耗損十倍尋常不過數胎而人已衰矣母氣傳子子壯則母虛自然之理也但十月之內形體雖分而呼吸關通子母同氣胎未離腹不覺其虛及乎產後胎妊已去氣血未復空洞虛豁不得充灌動卽感傷最易爲病胎時氣滯血瘀積瘀未盡癥瘕續成者事之常也氣血虧乏脾虛肝燥鬱而克土腹痛食減者亦復不少而痙冒便難尤爲易致是謂產後三病血弱經虛表疏汗泄感襲風寒是以病痙痙者筋脈攣縮頭搖口噤項强而背折也氣損陽虧凝鬱內陷羣陰閉束是以病冒冒者清氣幽埋不能透發昏憒而迷罔也津枯腸燥陰凝氣結關竅閉

澁是以便難便難者糟粕艱阻不得順下原於道路之梗塞非關陽旺而火盛也總之胎氣生長盜泄肝脾土虛木賊爲諸病之本土氣不虧不成大病也

桃仁鱉甲湯

桃仁三錢　鱉甲三錢　丹皮三錢　丹參三錢　桂枝三錢　甘草二錢

煎大半盃溫服　治瘀血蓄積木鬱腹痛者內熱加生地內寒加乾薑

桂枝丹皮地黃湯

桂枝三錢　芍藥三錢　甘草二錢　丹皮三錢　地黃三錢　當歸三錢

煎大半盃溫服　治脾虛肝燥木鬱克土腹痛食減渴欲飲水者氣虛加人參水寒土濕加乾薑茯苓

桂枝苦蔞首烏湯

桂枝三錢芍藥三錢甘草二錢苦蔞根三錢首烏三錢生薑三錢大棗三枚

煎大半盃温服　治風傷衛氣而病柔痙發熱汗出者

葛根首烏湯

桂枝三錢芍藥三錢甘草二錢葛根三錢麻黄一錢首烏三錢生薑三錢大棗三枚

煎大半盃温服　治寒傷營血而病剛痙發熱無汗者

桂枝茯苓人參湯

人參三錢甘草二錢茯苓三錢桂枝三錢生薑三錢大棗三枚

煎大半盃温服　治陽虛鬱冒

蓯蓉杏仁湯

甘草二錢 杏仁二錢 白蜜一兩 肉蓯蓉三錢

煎大半盃入白蜜溫服　治津虧木燥大便艱難

薑桂苓砂湯

茯苓三錢 甘草二錢 乾薑三錢 桂枝三錢 芍藥三錢 砂仁一錢

煎大半盃入砂仁末溫服　治飲食不消

四聖心源後序

醫學盛於上古而衰於後世自黃岐立法定經脉和藥石以治民疾天下遵守莫之或貳於是有和緩扁鵲文摯陽慶倉公之徒相繼而起各傳其術以博施當世而方藥至張仲景而立極厥後皇甫謐王叔和孫思邈祖述而發揚之起廢痼潤枯斃含生育物絕厲消沴黃岐之道於斯爲盛自唐以降其道日衰漸變古制以矜新創至於金元劉完素爲泄火之說朱彥修作補陰之法海內沿染競相傳習蔑視古經傾議前哲攻擊同異辨說是非於是爲河間之學者與易水之學爭爲丹溪之學者與局方之學爭門戶既分歧途錯出紛紜擾亂以至於今而古法蕩然矣夫醫雖藝事而拯疾痛係生

死非芝菌星鳥之術可以詭誕其辭也陰陽有紀五行有序脈絡有度非博辨橫議所能推移其則也一病之作古今如一非風俗政令有時代之異也一藥之入順逆俄頃非百年必世可虛遁其說也然而宋元以來數百年間人異其說家自爲法按之往籍則判若水火綜其會通則背若秦越夫豈民有異疾藥有異治哉俗學廢古惡舊喜新務爲變動以結名譽凡在學者莫不皆然而醫其一也故脈訣出而診要亡本草盛而物性異長沙之書亂而傷寒莫治劉朱之說行而雜病不起天下之民不死於病而死於醫以生人之道爲殺人之具豈不哀哉故凡藝或可殊途唯醫必歸一致古經具在良驗難誣有識之士不能不是古而非今矣余少好醫學

博覽方籍讀黃氏素靈微蘊傷寒懸解其於黃岐秦張之道若網在綱有條不紊於是乃求其全書積二十年不可得歲在己丑承乏館陶貢士張君蘊山爲掖校官得其書六種録以畀余乃得究其說而益嘆其學之至精長沙而後一火薪傳非自尊也余既刊素靈微蘊傷寒懸解長沙藥解而四聖心源爲諸書之會極乃復校而刊之粗舉源流正變以引伸其說世之爲醫者能讀黃氏書則推脈義而得診法究藥解而正物性傷寒無夭札之民雜病無膏肓之嘆上可得黃岐秦張之精次可通叔和思邈之說下可除河間丹溪之弊昭先聖之大德作生人之大衛不亦懿哉若乃規圓習俗膠固師說未遑研究駭其偏矯失後事之良資爲下士之聞道則

非余之所敢知矣道光十二年冬十一月陽湖張琦